Zwiebel auf Insektenstich

Altbewährte Hilfen bei kleinen und großen Wehwehchen

Neff

4. Auflage

Neff ist ein Imprint der
Verlagsunion Erich Pabel-Arthur Moewig KG, Rastatt
© 1991 by Monika Pilsl, Lustenau, Austria,
und Verlagsunion Erich Pabel-Arthur Moewig KG, Rastatt
Alle Rechte vorbehalten
Umschlagentwurf und -gestaltung: Werbeagentur Zeuner, Ettlingen
Printed in Germany 1994
Druck und Bindung: Elsnerdruck Berlin
ISBN 3-8118-5784-3

Inhalt

Vorwort

Erfahrungen, Ratschläge und Tips zur Selbsthilfe, die über Generationen gesammelt und überliefert worden sind, ergeben eine Fundgrube, die in keinem Haushalt fehlen sollte. ALTBEWÄHRTE HILFEN BEI KLEINEN UND GROSSEN WEHWEHCHEN sind ein solcher wahrer Hausschatz von Erfahrungen, die Großmütter in den letzten 100 Jahren an ihre Kinder und Enkelkinder weitergegeben haben.

Auf die meisten dieser Ratschläge kam man einst durch Zufall oder Ausprobieren, und dann wurde das Gelernte an die nächste Generation weitergereicht. Manches war seitdem verschollen, wurde vergessen oder nicht mehr als „zeitgemäß" genug empfunden. Aber gerade in unserer heutigen Zeit beginnt man sich wieder dieser altbewährten, einfachen und umweltfreundlichen Problemlösungen zu besinnen. Nicht alles läßt sich in jedem Haushalt verwirklichen; deshalb bietet dieser praktische Ratgeber für diverse tägliche Probleme verschiedene Lösungen an. Manche Ratschläge gehen um Generationen zurück, andere stammen aus neuester Zeit von „modernen" Großmüttern.

Altbewährte Hilfen bei kleinen und großen Wehwehchen sind eine von Großmutters besonderen Fähigkeiten. Ob Husten, Heiserkeit, Halsschmerzen oder Schnupfen – altbewährte Maßnahmen und Mittelchen helfen lindern und heilen. Regelrecht den Körper von Kopf(schmerzen) bis Fuß(leiden) und alle Körperteile dazwischen deckt dieser Band mit den zusammengetragenen Tips ab: einfachen Mitteln mit verblüffenden Wirkungen, wie z.B. Großmutters Schwitzbädern und Wickeln. Die Natur hält viele Pflanzen bereit, die dem Körper bei der Heilung helfen.

Großmutters Ratschläge bei Kreislauf-, Herz- und Nervenschwäche

☞ *Brennesseltee* wirkt blutreinigend und schleimlösend.

☞ *Kirschen* wirken *blutreinigend*. Süße Kirschen regen die Blutbildung an, saure unterstützen die Arbeit von Leber und Nieren. Bei säureempfindlichem Magen genieße man nur süße Kirschen.

☞ Bei *Blutarmut* esse man viele blaue Trauben.

☞ Für einen *Misteltee* setze man sechs Teelöffel Mistelblätter mit drei Tassen kaltem Wasser über Nacht an und gieße sie am nächsten Tag durch ein Sieb. Ungezukkert trinkt man den Tee bei Arterienverkalkung. Außerdem reguliert er den Blutdruck, wirkt blutreinigend und blutstillend.

☞ Für einen *Blutreinigungstee* nehme man je zehn Gramm Schafgarbe (Kraut und Blüten), Zinnkraut und Queckenwurzel, je fünf Gramm Brennesselkraut, Bärentraubenblätter, Pfefferminze, Wacholder sowie Faulbaumrinde und drei Gramm Sennesblätter.

☞ *Huflattich* und *Gänseblümchen* wirken beide blutreinigend, wenn man die Blüten trocknet und einen Tee daraus macht. Auch gegen Husten hilft dieser Tee. Mischt man beide Sorten, ergibt das ein gutes Aroma.

☞ Der *Cholesterinspiegel* wird gesenkt, wenn man täglich schluckweise zwei Tassen Ehrenpreistee trinkt. Zubereitung: Einen gehäuften Teelöffel Ehrenpreis pro Tasse mit heißem Wasser übergießen und eine halbe Minute ziehen lassen.

☞ Den Cholesteringehalt des Blutes senken ist eine wichtige Vorsorge für das Herz. Wichtig ist dabei, daß die Aufnahme von gehärteten Fetten reduziert wird. Deshalb sollte man beim Speisezettel darauf achten, daß die Lebensmittel nicht nur weitgehend cholesterinfrei sind, sondern unbedingt auch frei von gehärteten Fetten.

☞ Gegen zu hohen Cholesterinspiegel hilft ein Aufguß von drei Knoblauchzehen, zwei Messerspitzen Lavendel, drei Messerspitzen Salbei.

☞ Bei Blutarmut sollte man einen Tee aus Tormentillkraut (Blutwurz) trinken; das stillt auch Zahnschmerzen, Blutungen und stärkt das Augenlicht.

☞ Bei Bleichsucht hilft es, einen lauwarmen Tee aus Enzian oder Lindenblüten mit Honig zu trinken.

☞ Als Blutreinigungsmittel empfiehlt es sich, Bitterklee, Löwenzahnwurzel, Schafgarbe, Wacholderbeeren und Erdbeerblütenblätter als Tee zu sich zu nehmen.

☞ Quark mit etwas Schnittlauch wirkt blutreinigend.

☞ *Himbeeren sind gut gegen Übelkeit, Schwäche, Nervenschmerzen und Blutarmut.*

☞ *Teil- oder Vollbäder mit Roßkastanie wirken bei Frostbeulen, Hämorrhoiden, Durchblutungsstörungen und venösen Stauungen. Badezusatz für ein Vollbad: Ein Kilo zerkleinerte Früchte und Rinde kurz aufkochen, zehn Minuten ziehen lassen, den Sud ins Badewasser schütten. Für ein Teilbad nimmt man eine entsprechend kleinere Menge. Es können auch Früchte oder Rinde allein verwendet werden.*

☞ *Bei Bluthochdruck esse man morgens auf nüchternen Magen Rosinen.*

☞ *Bei hohem Blutdruck esse man viel Reis.*

☞ *Bei niedrigem Blutdruck sollte man viel Haselnüsse und Knoblauch essen.*

☞ *Für die Durchblutung ist es sehr gesund, wenn man den Körper regelmäßig von den Füßen bis zum Hals mit einer trockenen Bürste massiert. Man beginnt dabei herzfern und bürstet immer in Richtung Herz, zum Beispiel erst das rechte Bein, dann das linke Bein und so fort.*

☞ *Waldmeister hilft als Tee (ein Teelöffel Waldmeister auf eine Tasse kochendes Wasser) bei Durchblutungsstörungen, Leberleiden und zur Blutreinigung.*

☞ *Enge Kleidungsstücke* behindern den gesunden Blutdurchfluß: zum Beispiel zu enge Strumpfhosen an der Leiste, Gürtel oder Korsetts.

☞ Bei hohem Blutdruck helfen *Pfirsiche*, natürlich frisch und roh gegessen.

☞ *Schnelles Spazierengehen* ist ein gutes Mittel, um den Blutdruck zu senken. Es kann eine Hilfe bei Rükken- und Kopfschmerzen sein. Sie sollten jeden Tag etwa 15 Minuten schnell gehen. Ihre Geschwindigkeit sollte so bemessen sein, daß Sie während des Gehens eine Unterhaltung führen können. Wenn das nicht möglich ist, sollten Sie die Gehgeschwindigkeit verringern.

☞ Bei *niedrigem Blutdruck* sofort nach dem Aufwachen langsam eine Tasse starken Kaffee
oder
ein Glas von der Abkochung aus Arnikawurzeln trinken.

☞ Bei *Kreislaufstörungen* am Tag fünf bis sechs Zwiebeln verzehren, die Sie auf verschiedene Gerichte verteilen können. Grundsätzlich empfiehlt es sich, wenig Salz zu nehmen.

☞ Bei akuten Kreislaufproblemen einen Teelöffel *Traubenzucker* pur oder mit etwas Flüssigkeit einnehmen – der Zucker geht sofort ins Blut über.

☞ Herz- und Kreislaufbeschwerden kann man bereits im Anfangsstadium mit *Weißdorntee* bekämpfen.

Altersbedingte Beschwerden können durch den Weißdorntee gemildet werden.

☞ *Den Kreislauf bringt* H o n i g *als Brotaufstrich in Schwung.*

☞ *Bei* H e r z s c h w ä c h e *legt man auf die Herzgegend ein mehrfach zusammengelegtes, in klares Essigwasser getauchtes und ausgedrücktes Leinentuch, das man erneuert, wenn es warm geworden ist. Ruhig und tief atmen.*

☞ *Herzstärkend und gegen Herzklopfen wirkt destilliertes Wasser von* M e l i s s e. *Es nimmt auch Schwindel weg.*

☞ K r a m p f k r a u t *(Anserine) wirkt entspannend bei Herzbeschwerden und bei Krämpfen.*

☞ F i s c h *ist gesund und sollte regelmäßig auf dem Essensplan auftauchen. Fisch trägt zur Gesundheit des Herzens bei, weil er weniger gehärtete Fette enthält.*

☞ *Das Herz wird es danken, wenn Sie vorhandenes* Ü b e r g e w i c h t *Schritt für Schritt reduzieren. Das scheint eine alte Weisheit zu sein, aber gerade moderne Untersuchungen haben gezeigt, daß die Reduzierung des Körpergewichtes um ein Prozent etwa eine Zwei-Punkte-Reduzierung des Blutdrucks ergibt.*

☞ *Gefäß- und Herzleiden wird durch den Verzehr von* V o l l k o r n b r o t *vorgebeugt.*

☞ *Waldmeister* wirkt herzstärkend und ist leberfreundlich.

☞ *Feindseligkeit* tötet das Herz. Menschen mit einer Persönlichkeit, die konkurrenzorientiert, überdynamisch und leicht reizbar ist sowie schnelle Ergebnisse will, können das hohe Risiko einer Herzkrankheit verringern, indem sie ihr Bewußtsein von einem Umfeld der Feindseligkeit befreien. Verabschieden Sie sich von dem falschen Mythos, daß Sie Ihre Persönlichkeit nicht ändern können oder diese Persönlichkeitsstruktur sogar notwendig ist, damit Sie in der Welt vorankommen.
Wenn Ihnen jemand aus Ihrer Familie Gefühle entgegenbringt, so ist es kein Zeichen von Schwäche, diese anzunehmen. Versuchen Sie einmal, den Mitgliedern Ihrer Familie ebenfalls Aufmerksamkeit und Gefühle zu zeigen. Das wird nicht nur das Leben lebenswerter machen, sondern verringert ganz nebenbei Ihr Risiko, einen Herzinfarkt zu bekommen. Das ist einer von Großmutters guten Ratschlägen für ein dauerhaft gesundes Herz.
Und noch etwas: Nehmen Sie sich selbst nicht zu ernst!

☞ *Baldrian*, als Tropfen eingenommen, beruhigt Herz und Nerven und hilft auch bei einem Schlaganfall.

☞ *Ein Zitronenbad* beruhigt die Nerven. Dafür schneide man sechs Zitronen mit der Schale in Scheiben und lege sie einige Stunden in kaltes Wasser. Dann gieße man die Zitronenlauge durch ein Sieb ins Badewasser.

☞ *Kaffee* ist weniger aufregend, wenn man eine Prise Natron hinzufügt.

☞ Nervenberuhigend wirkt ein heißes *Essigbad*. Nehmen Sie für ein Bad eine Tasse Essig.

☞ Nervenberuhigende *Mittel* sind Baldrian, Kamillen- und Lindenblütentee. Die Wirkung wird unterstützt, wenn man auf Alkohol, Kaffee, Tee und Tabak gänzlich verzichtet.

☞ Nervenberuhigende *Schaumbäder* fördern den Kreislauf und damit das Wohlbefinden, was der Schönheit sehr zugute kommt.

☞ Ein natürliches Nervenberuhigungsmittel ist das *Eigelb* eines nestfrischen Eies, da ein Ei unmittelbar nach dem Legen (genau zwei bis drei Stunden nach der Legezeit) einen sehr hohen Lezithingehalt hat. Dem Eigelb soll man etwas Honig und Zitrone beigeben (ein außergewöhnlich gutes Nerven- und Kopfschmerzmittel).

☞ Versuchen Sie, ganz ruhig zu bleiben. Lernen Sie, sich zu entspannen. Das mag für jeden Menschen auf verschiedene Art geschehen. Aber wichtig ist, daß man eine Art der persönlichen *Entspannung* findet.

☞ *Kein Mensch ist perfekt.* Versuchen Sie nicht, perfekt zu sein. Erstens werden Sie früher oder später feststellen, daß Sie dieses Vorhaben nicht 100prozentig ausfüllen können, und zweitens erzeugen Sie für sich selbst einen unnötigen Druck, der sehr leicht zum Gefühl „Ich bin ausgebrannt" führen kann.

☞ Jeden Tag sollten Sie sich Zeit nehmen, etwas Schönes zu untersuchen und in Ruhe anzuschauen.

☞ Für alle Arten von Nervenstörungen und Depressionen ist ein Tee nach folgendem Rezept gut: je fünf Gramm Hirtentäschelkraut, Walnußblätter, Johanniskraut, Pfefferminze, Melissenblätter und Baldrianwurzel, je zehn Gramm Schafgarbe (Blätter und Blüten) und Queckenwurzel und drei Gramm Angelikawurzel.

☞ Nervenstärkend wirkt folgendes Mittel: Man gebe in ein Einmachglas rohe Eier, fülle es mit frisch gepreßtem Zitronensaft auf, verschließe es und lasse es mehrere Wochen lang stehen, bis sich die Eierschalen aufgelöst haben. Den gut verrührten Inhalt nimmt man löffelweise zur Stärkung der Nerven.

☞ Nervenberuhigend wirkt Pfefferminztee.

Großmutters Ratschläge für einen guten Schlaf

☞ *Wechselfußbäder* helfen bei vorübergehender Schlaflosigkeit. Die Füße dreimal abwechselnd fünf Minuten in warmes und eine Minute in kaltes Wasser halten.

☞ Das tägliche *Fußbad* reinigt nicht nur, sondern stärkt auch die Füße. Ein abendliches Fußbad ist ein großartiges Schlafmittel.

☞ *Baldrian* wirkt ausgezeichnet gegen Schlaflosigkeit und ist unschädlich. Täglich abends vor dem Schlafengehen eine Tasse Baldriantee trinken oder einige Tropfen Baldrian auf einem Zuckerwürfel einnehmen. Für den Baldriantee nehme man drei bis vier Gramm Baldrian auf einen Liter Wasser und lasse es fünf Minuten kochen.

☞ *Hopfenblütentee*, vor dem Schlafengehen getrunken, wirkt gegen Schlaflosigkeit.

☞ Gegen *Schlaflosigkeit* nehme man von Zeit zu Zeit ein Kiefernnadelbad und trinke einige Tropfen Baldrian, die man in ein Glas Wasser gibt. Ein bis zwei Tassen saure Milch zum Abendessen trinken hilft auch sowie ein lauwarmes Fußbad. Im Bett tief durchatmen.

☞ Ein bewährtes Schlafmittel ist es, vor dem Schlafengehen *heiße Milch* mit Honig und eventuell Eigelb verquirlt zu trinken. Dies ist wirksamer als Schlaftabletten, wesentlich gesünder und schmeckt auch besser.

☞ Bei Schlaflosigkeit esse man einige in Milch gekochte *Zwiebeln*.

☞ *Gegen Schlaflosigkeit füllt man das Kopfkissen mit getrockneten Brennesselblättern.*

☞ *Schlaflosigkeit, Unruhe, Nervosität begegnet man mit folgendem Vollbad: 100 Gramm Baldrianwurzel mit einem Liter Wasser aufgießen. Von dieser Tinktur kommen 200 bis 250 Gramm auf ein Vollbad. Am besten einmal täglich darin baden.*

☞ *Großmutters Apfelschalentee bereitet man wie folgt zu: Einige Äpfel schälen und die Schalen trocknen lassen. Die getrockneten Schalen in Wasser aufkochen und nach Bedarf süßen. Vor dem Schlafengehen zwei bis drei Tassen von dem Tee trinken – ein gutes Hausmittel gegen Schlaflosigkeit.*

☞ *Gegen Schlaflosigkeit hilft Großmutters besonderes Rezept: Milch, die für eine große Tasse reicht, zusammen mit einer geschälten Zitrone in einem Topf erwärmen, ohne sie aufzukochen. Diesen Trunk vor dem Schlafengehen einnehmen.*

☞ *Bei Schlaflosigkeit eine Handvoll Anis-Samen in eine Schüssel mit kochendem Wasser geben und den Dampf einatmen.*

☞ *Bei Schlaflosigkeit hilft ein Tee aus Hopfenzapfen.*

☞ *Gegen Schlaflosigkeit stecken Sie sich ein Stück Kampfer in jedes Ohr und decken es mit Watte ab.*

☞ *Bei Schlaflosigkeit trinken Sie Tee, der folgendermaßen zubereitet wird: Baldrianwurzel, Melissenblätter, Pfefferminzblätter und Lavendelblüten zu gleichen Teilen mischen und mit kochendem Wasser überbrühen. Für eine Tasse zwei Teelöffel der Mischung nehmen und etwa zehn Minuten ziehen lassen. Dann schluckweise trinken.*

☞ *Schlaflosigkeit verfliegt, wenn Sie 20 Minuten lang ein heißes Fußbad nehmen und dann die Füße kalt abduschen.*

☞ *Bei Einschlafschwierigkeiten hilft ein Baldriantee, der einen halben Tag vor Genuß zubereitet wird.*

☞ *Schlaftee bei nervösem Magen besteht aus Melissenblättern, mit Honig gesüßt.*

☞ *Erquickenden Schlaf hat man, wenn man vor dem Zubettgehen eine Tasse heiße Milch mit ein bis zwei Teelöffeln Honig trinkt.*

☞ *Gegen Schnarchen hilft folgende Maßnahme: Berühren Sie den Kehlkopf des Schnarchenden leicht mit einem Finger oder erhöhen Sie das Bett am Fußende leicht.*

☞ *Bei Schlafstörungen empfiehlt es sich, einen Tee aus Baldrian, Hopfen, Johanniskraut, Melisse und Honig zu trinken, dann warm baden, nicht abtrocknen – Wollsachen anziehen.*

☞ Bei Schlafstörungen hilft ein Aufguß mit D i l l vor dem Zubettgehen.

☞ Trinken Sie bei Schlafstörungen W a c h o l d e r t e e nach folgendem Rezept: einen Teelöffel getrocknete Wacholderbeeren mit kochendem Wasser übergießen, etwa 15 Minuten ziehen lassen und dann langsam trinken.

☞ Bei Schlafstörungen nehmen Sie ein V o l l b a d nach folgendem Rezept: Zwei Handvoll Lavendelblüten und eine Handvoll Melisse mit kochendem Wasser übergießen und circa 15 Minuten ziehen lassen. Dann durch ein Sieb ins Badewasser gießen. Bei 37 Grad Celsius nicht länger als 15 bis 20 Minuten baden.

Großmutters Ratschläge bei Kopfschmerzen und Migräne

☞ *Gegen Migräneanfälle helfen Baldrian und Schafgarbentee.*

☞ *Bei Migräne trinkt man morgens auf nüchternen Magen ein Likörglas Petersiliensaft.*

☞ *Bei Kopf- und Ohrenschmerzen lege man den Kopf nicht auf ein mit Federn gefülltes Kissen!*

☞ *Bei Kopfschmerzen, Herzbeschwerden und Schlafstörungen hilft ein Baldriantee.*

☞ *Kopfschmerzen verschwinden, wenn man eine Tasse Milch mit einem Schnaps darin trinkt.*

☞ *Bei Kopfschmerzen, vor allem auch bei föhnbedingten Kopfschmerzen, mache man so lange wie möglich einen Kopfstand.*

☞ *Bei Kopfschmerzen und Migräne lege man einen Umschlag mit rohen Kartoffelscheiben um den Kopf.*

☞ *Gegen Kopfschmerzen die Stirn mit einer halbierten Zitrone bestreichen.*

☞ *Bei leichten Kopfschmerzen einen Umschlag (Leinentuch) mit in Essig getränkten Holunderblüten auf Stirn und Nacken legen.*

☞ *Bei akuten Kopfschmerzen Kopf und Stirn intensiv mit Majoranöl einreiben. Bei akuten Kopfschmerzen hilft es, sich unter die D u s c h e zu stellen und den Strahl des heißen Wassers direkt auf den Nacken zu richten.*

☞ *Bei Kopfschmerzen nach geistiger oder nervlicher Anspannung mehrmals täglich die Unterarme in k a l t e s W a s s e r tauchen.*

☞ *Wenn die anfallartige und meistens halbseitige Migräne auftritt, flach ausgestreckt in einen d u n k l e n R a u m legen, die Augen schließen und eine kalte Kompresse auf Stirn und Augen legen.*

Als Vorbeugung täglich morgens auf nüchternen Magen ein Likörgläschen voll P e t e r s i l i e n s a f t (Reformhaus oder Drogerie) trinken.

☞ *Bei starken Migräneanfällen trinke man einen M o k k a, presse eine halbe unbehandelte Zitrone hinein und rühre drei Teelöffel Zucker dazu. Wirksam gegen starke Migräneanfälle ist es auch, W e i n t r a u b e n zu essen und danach ein Glas Selterswasser zu trinken.*

☞ *Gegen M i g r ä n e a n f ä l l e a n h e i ß e n T a g e n hilft entspanntes Ausruhen in einem kühlen, dunklen Raum. Außerdem legt man wiederholt Schläfenkompressen mit Zitronensaft auf. Vor allem achte man auf leicht verdauliche Kost!*

☞ *Bei starken Kopfschmerzen einige Tropfen J a p a n i - s c h e s H e i l ö l auf die Stirn reiben oder einnehmen.*

☞ *Bei Kopfschmerzen schlucke man einen Teelöffel voll Salz auf einmal hinunter.*

☞ *Bei Kopfschmerzen blase man drei- bis viermal kräftig in eine Papiertüte oder Ähnliches. Die Kopfschmerzen sind fast schlagartig verschwunden.*

☞ *Gegen Kopfschmerzen nehmen Sie ein Vollbad nach folgendem Rezept: Zwei Handvoll Lavendelblüten und eine Handvoll Melisse mit kochendem Wasser übergießen und circa 15 Minuten ziehen lassen. Dann durch ein Sieb ins Badewasser gießen. Bei 37 Grad Celsius nicht länger als 15 bis 20 Minuten baden.*

☞ *Trinken Sie bei Kopfschmerzen Tee, der folgendermaßen hergestellt wird: Baldrianwurzeln, Melissenblätter, Pfefferminzblätter und Lavendelblüten zu gleichen Teilen mit kochendem Wasser überbrühen. Auf eine Tasse zwei Teelöffel dieser Mischung nehmen und etwa zehn Minuten ziehen lassen; dann schluckweise trinken.*

☞ *Gegen Migräne sind Umschläge mit rohen Zwiebeln auf die Stirn hilfreich.*

☞ *Kopfschmerzen vertreibt man, wenn man einfach fünf bis sechs Mandeln sehr fein zerkaut. Bei starken Kopfschmerzen nach zehn Minuten wiederholen.*

☞ *Kopfschmerzen vergehen, wenn die Arme bis zum Ellenbogen in kaltes Wasser gelegt werden.*

☞ *Spürt man durch Flimmern vor den Augen, daß ein Migräneanfall naht, esse man einen A p f e l . Klingt die Migräne nicht ab, esse man einen zweiten Apfel und lege sich dabei hin.*

☞ *Kopfschmerzen nach A l k o h o l g e n u ß lassen sich vermeiden, wenn man vor dem Schlafengehen einen rohen Apfel ißt.*

☞ *Kopfschmerzen vergehen, wenn man heißen K a f f e e mit einem Glas C o g n a c trinkt.*

☞ *Schwarzer K a f f e e mit einigen Tropfen Z i t r o - n e n s a f t beseitigt oft rasch schlimme Kopfschmerzen. Auch bei asthmatischen Anfällen beruhigt er.*

☞ *Kopfschmerzen vergehen, wenn man ein H e i z k i s - s e n oder eine Wärmflasche oder warme Lappen in den Nacken legt, so heiß wie gerade noch erträglich, um die Durchblutung zu fördern.*

☞ *Nehmen Sie bei Kopfschmerzen circa 20 Minuten lang ein heißes F u ß b a d , und duschen Sie dann die Füße kalt ab.*

☞ *Bei Kopfschmerzen Kopf und Stirn – insbesondere dort, wo es schmerzt – mit M a j o r a n ö l einmassieren.*

☞ *Gegen Kopfschmerzen streuen Sie eine Handvoll A n i s - S a m e n auf glühende Kohlen und atmen den Rauch durch die Nase ein.*

Großmutters Ratschläge bei Erkältungen

☞ *Bei Grippeverdacht hilft ein Tee aus Schafgarbe oder Holunderblüten.*

☞ *Bei den ersten Anzeichen eines Infekts sollte man sofort Großmutters Schwitzkur machen. Zunächst werden zwei Tassen Lindenblütentee getrunken (Zubereitung: ein Teelöffel auf eine Tasse kochendes Wasser, Tee 15 Minuten ziehen lassen), und zwar möglichst heiß. Danach nimmt man ein warmes Vollbad, das 15 bis 20 Minuten dauern sollte. Sobald Schweiß ausbricht, kann man das Vollbad beenden und trocknet sich nur leicht ab. Sofort ins vorgewärmte Bett legen und so lange wie möglich schwitzen, am besten die ganze Nacht.*

☞ *Bei Grippe mit Gliederschmerzen hilft eine Schwitzkur. Voraussetzung sind ein gesundes Herz und ein stabiler Kreislauf. Man wickle den Patienten zuerst in ein in heißes Wasser getauchtes und ausgewrungenes Bettlaken, dann in eine Wolldecke und decke ihn gut mit Federbetten zu. Reichlich Flieder- und Lindenblütentee zu trinken geben, bis er anfängt zu schwitzen. Je nach Verträglichkeit eine halbe bis eine Stunde eingepackt lassen. Der Patient darf nicht alleine gelassen werden.*

☞ *Helles Bier, heiß getrunken, verhilft zu einer Schwitzkur.*

☞ *Saft von roten Rüben (Rote Bete) schützt in der Übergangszeit vor Erkältungen. Er läßt sich gut mit Milch, Zitronen- oder Apfelsaft mischen. Auch wirkt er gegen Mitesser. Man trinke täglich ein Glas davon.*

☞ *Sobald man spürt, daß eine Erkältungskrankheit im Anziehen ist, gibt man in eine Tasse heißen Tee einen Eßlöffel* Honig, *rührt tüchtig um und trinkt früh und abends davon. Honig ist immer ein kraftspendendes Nährmittel.*

☞ *Bei Beginn einer Erkältung hilft heißer* Holundersaft *mit Traubenzucker. Danach geht man zu Bett und schwitzt.*

☞ Brombeersaft *wirkt lindernd bei Fieber und Erkältung; er hilft auch gegen zuviel Magensäure und bei Sodbrennen.*

☞ Johannisbeeren *haben einen sehr hohen Vitamin-C-Gehalt. Besonders bei Erkältungen sollte man öfter ein Glas Johannisbeersaft trinken.*

☞ Fliederblüten *sind sehr schweißtreibend und wirken bei Husten, Erkältung und Katarrh.*

☞ *Bei Erkältung hilft* Zwiebelschmalz. *Zwiebelringe in Schweineschmalz goldbraun rösten und mit diesem Fett einen Umschlag machen, den man so heiß wie möglich über Nacht auf Brust und Rücken legt. Dazu weißen Rettich und Kandiszucker essen.*

☞ *Bei Erkältung empfiehlt es sich, kochendes Wasser, dem* Chinaöl *beigefügt wurde, einzuatmen.*

☞ *Bei fiebriger Erkältung H o n i g mit etwas Z w i e -
b e l s a f t mischen und erhitzen. Das wirkt besonders bei
Husten.*

☞ *Einer Erkältung v o r b e u g e n kann man mit einigen
einfachen Maßnahmen: den Körper abhärten durch tägliche Wechselduschen und einen Spaziergang an der frischen Luft; Bürstenmassagen regen die Tätigkeit aller Or-
gane an; viel Obst und Gemüse essen – das stärkt die
Abwehrkräfte.*

☞ *M e l i s s e n t e e trinkt man bei Erkältungen, Kopfschmerzen und Schwindel.*

☞ *Bei heraufziehender Erkältung hilft ein U n t e r -
s c h e n k e l b a d mit ansteigender Wassertemperatur. In-
nerhalb von zwölf Minuten wird die Temperatur des Wassers durch Zugießen von heißem Wasser von 36 auf 42
Grad erhöht. Das fördert die Durchblutung im Rachen
und stärkt so die Abwehrkräfte.*

☞ *Bei Schüttelfrost eine große Tasse heißen H o l u n -
d e r t e e trinken, in dem auch zerdrückte frische oder getrocknete Holunderbeeren mitgekocht wurden.*

☞ *Bei fiebriger Erkältung reihe man K n o b l a u c h z e -
h e n oder Zwiebeln auf eine Schnur und trage sie als
Halskette. Das hilft auch bei Verschleimung.*

☞ *Zieht eine Erkältung herauf, nehme man einen V i t -
a m i n - C - S t o ß.*

☞ Bei Erkältung trinkt man heißen Fliederbeer-grog und macht eine Schwitzkur.

☞ Bei Erkältung hilft Tee aus Lindenblüten.

☞ Gegen Ansteckung kaue man einige Wacholder-beeren.

☞ Gegen Erkältung und Heiserkeit bereite man einen Tee aus je einer Handvoll Holunder-, Linden- und Huf-lattichblüten und einer Stange Kandiszucker. Alles zu-sammen gut aufkochen, durch ein Sieb gießen und so heiß wie möglich trinken. Man kann den Tee auch mit Holun-dersirup süßen.

☞ Bei Schnupfen gieße man Zitronensaft in die hohle Hand und sauge ihn zwei- bis dreimal täglich mit der Nase auf.

☞ Schnupfen kann man durch ein etwas unangenehmes, jedoch wirkungsvolles Mittel rasch beheben. Täglich zwei- bis dreimal warmes, leicht salziges Wasser durch die Nase einziehen.

☞ Gesichtsdampfbäder mit Kamille- oder Euka-lyptuszusatz dienen nicht nur der Schönheit, sondern wirken auch befreiend und heilend bei Schnupfen, rauhem Hals und Stirnhöhlenerkältungen. Man wende sie ein- bis zweimal wöchentlich an. Damit sie die Locken-pracht nicht verderben, nicht wie ehedem unter ein großes

Tuch schlüpfen, sondern einen Papiertrichter verwenden. Eine große Tüte, über den Topf gestülpt, tut es auch. Der Dampf bleibt gesammelt und kann konzentriert eingeatmet werden. Zur Schonung der Haare ein Tuch um den Kopf schlingen.

☞ Bei Schnupfen oder bei Druckgefühl im Kopf die Stirn – am besten über Nacht – mit Hirschtalg (gibt es als Stift in der Apotheke) eincremen.

☞ Schnupfen und Husten verschwinden, wenn man Kartoffeln mit der Schale kocht, zerdrückt und in ein Leinentuch legt. Dies dann heiß auf die Stirn oder die Brust auflegen und erkalten lassen.

☞ Schnupfen vertreibt man, wenn man einige Male Meerrettichdampf aufschnupft und nachher die Nase innen und außen mit einer Hautcreme eincremt.

☞ Wenn sich Schnupfen ankündigt, sofort etwas frische, ungesalzene Butter in die Nase streichen.

☞ Bei Schnupfen hilft es, mit Natron zu gurgeln.

☞ Bei Schnupfen ein heißes Fußbad nehmen, warme Socken anziehen und sofort ins Bett gehen.

☞ Bei Schnupfen Salz- oder Zuckerwasser durch die Nase hochziehen.

☞ Auf einen Schnupfen oder eine Erkältung folgt oftmals ein Rachenkatarrh. Rasche Linderung bringt mehrmaliges tägliches Spülen mit Kamillentee. Außerdem sollte man die Ernährung auf Rohkost umstellen.

☞ Gegen Schnupfen empfehlen wir ein Gesichtsdampfbad, zubereitet aus fünf Litern Kamillentee und sechs Eßlöffeln Spitzwegerichsaft. Dieses wird vermischt und noch kochend in einen Topf auf den Tisch gestellt. Dann wird der Dampf kräftig inhaliert.

Erwärmen Sie einen Teelöffel Heilerde im Backofen, und legen Sie sich dieses Mittel gegen Schnupfen auf die Stirn.

Geben Sie einen Tropfen Jodtinktur in ein kleines Glas mit Wasser, und nehmen Sie tagsüber mehrmals einen kleinen Schluck, um Schnupfen zu bekämpfen. Dieses Mittel ist nicht anzuwenden, wenn Ihre Schilddrüse Überfunktion hat.

☞ Brombeersaft ist eines der besten Hausmittel gegen Fieber.

☞ Fieber behandelt man wirkungsvoll mit Wadenwickeln und verdünntem Essig.

☞ Fieber behandelt man auch, indem man die Füße des Patienten in ein in Essig getränktes, warmes Tuch schlägt, dann ein trockenes Tuch darüber legt. Der Essig entzieht dem Körper das Fieber, das nasse Tuch wird ganz trocken, und das Fieber ist weit gesunken oder ganz weg. Bei Bedarf kann die Behandlung wiederholt werden.

☞ Gegen Fieber hängt man sich über Nacht eine Halskette aus Rettichscheiben um.

☞ Wenn man Fieber hat, trinkt man Zitronensaft mit Wasser verdünnt, das erfrischt.

☞ Starkes Fieber bei Kindern läßt sich in ein bis zwei Stunden senken, indem man die Zehen und Fußsohlen mit einem Tuch umwickelt, auf das Eiklar aufgetragen wurde.

☞ Bei Fieber Preiselbeerwasser trinken.

☞ Fieberhafte Erkältungskrankheiten werden oft von Bauchschmerzen begleitet. Eine Wärmflasche mit feuchten Tüchern umwickeln und dem Patienten auf den Bauch legen.

☞ Bei Fieber kann man Abhilfe schaffen, wenn man Socken in eine Essigwasserlösung taucht und sie dann anzieht.

☞ Halsschmerzen finden Linderung durch Gurgeln mit Salbeitee. Ist ein Kind nicht zu bewegen, bei Halsschmerzen den Mund so weit zu öffnen, daß die Zunge mit einem Löffel heruntergedrückt werden kann, hilft eine

List: Ein Lutscher am Stiel ersetzt den Löffel vollkommen. Kaum ein Kind wird da noch Widerstand leisten wollen.

☞ *Bei geschwollenen Mandeln Halsumschläge mit heißem Leinsamen machen und mit Salbeitee gurgeln.*

☞ *Bei Halsschmerzen hilft ein Umschlag mit kalter Milch.*

☞ *Halsschmerzen behandelt man mit einem Stück Leinen, das man in kaltes Wasser taucht, ausdrückt und um den Hals wickelt. Dann einen Wollschal drüberziehen und sofort ins Bett gehen.*

☞ *Bei Halsschmerzen die Zähne mit Natron putzen und das überschüssige Natron, ohne zu spülen, hinunterschlucken.*

☞ *Bei Halsschmerzen einige warme Bratäpfel essen und über Nacht einen seidenen Strumpf um den Hals binden.*

☞ *Großmutters Hausmittel gegen Halsentzündung ist schnell und einfach hergestellt: Den Saft einer Zitrone in einen Viertelliter heißes Wasser auspressen, mit zwei Löffeln Traubenzucker süßen.*

☞ *Bei Halsschmerzen hilft ein Umschlag aus heißer Milch mit Holunderblüten.*

☞ Bei *Halsweh* oder *Bronchitis* ein Taschentuch mit *Butter* bestreichen und auf die Brust oder den Rücken legen oder um den Hals wickeln. Darüber ein Handtuch oder einen Schal legen.

☞ Bei *Halsschmerzen* und eitrigen Mandeln hilft es, *Harz* aus Kirsch- und Pflaumenbäumen in heißem Wasser aufzulösen und damit zu gurgeln.

☞ Bei *Halsschmerzen* hilft es, mit *Salzwasser* zu gurgeln.

☞ Bei *Halsschmerzen* zerkleinere man gekochte *Kartoffeln*, wickle sie in ein Tuch und lege sie heiß um den Hals.

☞ *Halsschmerzen* und Fieber verschwinden, wenn man ein *heißes Bier* trinkt und dann schnell ins Bett geht.

☞ Bei *Halsschmerzen* eine geschnittene *Zwiebel* in der Bratpfanne dämpfen, in ein Tuch wickeln und dieses um den Hals legen.

☞ Bei *Husten* wirkt in leichteren Fällen *Honigmilch* sehr gut. Einen Eßlöffel Honig oder Fenchelhonig in einer Tasse heißer Milch lösen. Man trinke morgens und abends je eine Tasse so heiß wie möglich.

☞ Bei *Keuchhusten* empfiehlt sich folgendes schleimlösende Mittel: *Braunen Kandis* mit etwas Wasser und Lakritzpastillen unter Kochen auflösen und je einen Teelöffel einnehmen. Die Flasche kann ein halbes Jahr lang aufgehoben werden.

☞ Man lege über Nacht ein warmes Tuch mit etwas reinem *Schweineschmalz* auf die Brust, um bei Husten den Schmerz zu lindern.

☞ Man schneide eine rohe *Zwiebel* in Scheiben, bestreue sie mit Zucker und lasse sie einige Stunden lang stehen. Es bildet sich ein klarer, wohlschmeckender Sirup, der teelöffelweise bei Husten eingenommen wird.

☞ Auch folgendes Hustenmittel wirkt gut: In eine große, ungeschälte Zwiebel wird eine Höhlung geschnitten, die mit Zucker, am besten Kandiszucker, gefüllt wird. Nach kurzer Zeit ist Saft gezogen, von dem jede Stunde ein Löffelchen genommen werden muß. Der Zucker kann nachgefüllt werden. Dieser *Zwiebelsaft* ist besonders auch für Kinder zu empfehlen.

☞ Bei Husten in eine ausgehöhlte Zwiebel *braunen Kandiszucker* füllen und eine Weile stehen lassen. Dann den Saft daraus trinken.

☞ Gegen Husten junge, frische *Brennesseln* mit siedendem Wasser abbrühen. Täglich dreimal eine Tasse von diesem Tee trinken.

☞ Das Beste gegen Keuchhusten ist der Saft von schwarzen *Johannisbeeren*, teelöffelweise eingenommen.

☞ *Einen Hustenbalsam zum Einreiben der Brust bereitet man selbst wie folgt zu: Thymianöl, Eukalyptusöl, Kampferöl und Latschenkiefernöl zu gleichen Teilen mischen und in die Brust einmassieren. Darüber Watte und ein Wolltuch legen und gut einwirken lassen.*

☞ *Bei Bronchitis halte man sich gut warm und trinke morgens und vor dem Zubettgehen Tee von Isländischem Moos.*

☞ *Hustenlindernden Saft kann man wie folgt selbst herstellen: Man nehme schwarze Rettiche, schneide mit dem Messer einen kleinen Deckel ab, höhle die Rettiche aus und fülle sie mit Zucker. Danach decke man sie mit dem abgeschnittenen Rettichstück zu und lasse sie Saft ziehen, welcher sehr schmackhaft und hustenlindernd ist. Man kann den Rettich mehrmals mit Zucker füllen, bis das Fruchtfleisch völlig ausgelaugt ist.*

☞ *Bei starkem Husten reibe man Brust und Rücken mit Leinöl (Apotheke) ein und lege ein Tuch darüber.*

☞ *Einen Hustentee kann man wie folgt selbst zubereiten: ein halber Eßlöffel Süßholz, ein halber Eßlöffel Veilchenwurzeln, ein Eßlöffel Eibischwurzeln, ein halber Eßlöffel Huflattichblätter, ein halber Eßlöffel Wollblumen und genausoviel Anis-Samen. Von dieser Mischung machen Sie dann aus einem Teelöffel eine Tasse Tee. Am besten mit Honig süßen.*

☞ Bei starkem Husten S c h m a l z oder Ö l erwärmen, ein Tuch damit tränken und dieses über Nacht auf Brust oder Rücken legen.

☞ Bei Husten wirkt F e n c h e l t e e , mit Honig gesüßt.

☞ Bei starkem Husten schafft ein Teelöffel mit gezukkerter K o n d e n s m i l c h rasch Abhilfe.

☞ F i c h t e n n a d e l h o n i g ist ein gutes, schleimlösendes Hustenmittel. Die Blüten der Fichte werden dazu mit Zucker angesetzt.

☞ Bei starkem Husten wirkt folgender Trank: Einen Eßlöffel Butter, einen Eßlöffel Wasser und einen Eßlöffel Honig in einem Topf aufkochen und zusammen mit einem Eßlöffel 40prozentigem O b s t l e r in eine Tasse geben. Sofort trinken und ins Bett gehen.

☞ Ein B r e i u m s c h l a g mit angewärmtem Quark hilft bei Bronchitis und Reizhusten. Den Umschlag auf Brust und Rücken anwenden und erst herunternehmen, wenn der Quark eingetrocknet ist.

☞ Bei Reizhusten einen Eßlöffel A p f e l e s s i g und einen Eßlöffel H o n i g in eine Tasse geben, verrühren und bei Bedarf davon schlecken.

☞ Gegen Husten hilft regelmäßiger Genuß von Großmutters H e i l - A p f e l m o s t : Den Saft saurer Äpfel mit Zucker und Fenchel kochen und langsam einnehmen.

☞ *Liebstöckeltee* hilft bei Blasenleiden und Bronchialkatarrh.

☞ *Bei hartnäckigem Husten abgekochten Majorantee mit Honig süßen und schluckweise morgens, mittags und abends trinken. Dieser Tee eignet sich besonders für Kinder.*

☞ *Für einen Hustensaft frische Triebe von Tannenbäumen schneiden. In ein großes Glas eine Schicht hineinlegen und mit Kristallzucker zudecken. Das Glas Schicht für Schicht füllen und an einem sonnigen Fenster stehen lassen, bis sich alles zersetzt hat. Durch ein Leintuch abgießen – fertig ist der Hustensaft.*

☞ *Für Löwenzahnhonig koche man folgende Mischung zwanzig Minuten lang: zweieinhalb Liter Wasser, 300 Löwenzahnblüten (nur den gelben Blütenstand), zwei Handvoll Tannentriebe und zwei halbierte Zitronen. Nachdem das Ganze durch ein Tuch abgegossen wurde, wird der Brei mit zweieinhalb Kilo Zucker eine bis einein- halb Stunden gekocht. Dieser Honig eignet sich gut zum Süßen von Tees, und bei Husten kann immer wieder ein Löffel voll eingenommen werden.*

☞ *Bei Bronchialkatarrh löst heißer Ysoptee die Verschleimung.*

☞ *Bei starkem Husten koche man eine Zwiebel in einem halben Liter Wasser eine Viertelstunde lang, gebe dann vier Löffel Honig hinzu und trinke diese Medizin heiß.*

☞ *Einen Hustensirup stellt man wie folgt her: Zwanzig Stück Zucker braun brennen und in vier Eßlöffeln Wasser auflösen, in eine Flasche füllen und vier Eßlöffel Baumöl dazugeben. Gut schütteln. Erwachsene nehmen täglich drei Eßlöffel, Kinder drei Teelöffel von diesem Sirup. Er wirkt zugleich abführend.*

☞ *Bei Reizhusten – wenn kein Medikament mehr hilft – ein bis zwei Schluck Weinbrand trinken, Kirschwasser oder dergleichen. In sehr hartnäckigen Fällen nach einer halben Stunde wiederholen.*

☞ *Malventee ist ein gutes Mittel gegen Schnupfen und Husten. Der Aufguß läßt sich auch als Beruhigungsmittel für angestrengte Augen verwenden.*

☞ *Bei akutem Husten empfiehlt die Großmutter, zwei Tassen Lindenblütentee zu trinken.*

Großmutters Ratschläge bei Nasen-, Ohren- und Augenleiden

☞ *Bei Nasenbluten aufrecht hinsetzen und kalte Umschläge auf Nacken, Stirn und Nase legen.*

☞ *Zur Vorbeugung gegen Nasenbluten soll man täglich die trockene Haut am Naseneingang mit einer Hautcreme einreiben.*

☞ *Gegen Nasenbluten hilft auch ein essiggetränkter Wattebausch.*

☞ *Bei Nasenbluten ein Papiertaschentuch mit einer Ecke auf die Zunge legen, das Bluten hört dann auf.*

☞ *Bei auftretendem Nasenbluten sofort flach auf den Rücken legen und den Kopf nach hinten hängen lassen. Auf beide Waden und in den Nacken kalte Wickel legen. Alle Kleidung lockern und zu enge Kleidungsstücke entfernen.*

☞ *Gegen Nasenbluten hilft, eine Zitrone auszupressen und den Saft in die Nase hineinzuziehen.*

☞ *Bei Stirnhöhlenvereiterung mache man Nasenspülungen mit Natron.*

☞ *Bei Stirnhöhlenvereiterung Heublumen in der Backröhre erhitzen, in ein Stoffsäckchen geben und so heiß, wie man es verträgt, so oft auf die Stirn legen, bis sich der Eiter löst.*

☞ *Fremdkörper im Ohr* niemals selbst mit Pinzette, Haarnadel oder dergleichen zu entfernen versuchen, sondern zum Arzt gehen.

☞ *Ohrenschmerzen* werden gelindert durch Holunderblüten- oder Kamillenteedämpfe, auch durch Auflegen von Leinsamenwickeln.

☞ Bei Ohrenschmerzen *Zwiebelringe* und darüber ein trockenes Tuch auf das schmerzende Ohr legen. Schon nach kurzer Zeit zerfällt die Zwiebel, wird ganz warm, und die Ohrenschmerzen sind weg. Die Zwiebel zieht nämlich den Schmerz aus dem Ohr.

☞ Bei Ohrenschmerzen legt man eine *Gummiwärmflasche* auf das betreffende Ohr.

☞ Gegen Ohrenschmerzen trägt man so lange eine *Wollhaube* über dem Ohr, bis die Schmerzen nachlassen.

☞ Stecken Sie bei Ohrenschmerzen ein Stück Watte ins Ohr, das vorher mit einer Mischung aus einem Teelöffel *Olivenöl* und einigen Tropfen *Kampferöl* getränkt wurde.

☞ Entzündete Ohrringlöcher mit *Alkohol* behandeln – auch wenn es schmerzhaft ist.

☞ Bei Ohrenschmerzen koche man eine *Kartoffel* mit Schale weich, zerdrücke sie grob und lege sie, in ein Leinensäckchen gefüllt, auf das schmerzende Ohr.

☞ *Ohrenschmerzen* werden gelindert, wenn man zwei Tropfen *Tafelöl* ins Ohr träufelt. Zusätzlich lege man einen kleinen Beutel *Kamillentee*, über Dampf erhitzt, auf das schmerzende Ohr.

☞ Bei Ohrenschmerzen warmes *Schwarzbrot* aufs Ohr legen und immer wieder warm machen – ungefähr vier Stunden lang wiederholen.

☞ Bei starken Ohrenschmerzen eine *Knoblauchzehe* ins Ohr stecken.

☞ Bei Ohren- und Rückenschmerzen geriebenen *Meerrettich* in Handtellergröße auf ein Leintuch streichen, es dann auf Fußsohlen, Nacken sowie Oberarm und Nacken legen und wirken lassen, bis man starkes Brennen verspürt.

☞ Brennende Augen wäscht man am besten mit *destilliertem Wasser* aus.

☞ Geschwollene Augenlider behandelt man am besten, indem man eisgekühlte *Schwarzteebeutel* auflegt.

☞ Ein Fremdkörper im Auge wird mit *Zuckerwasser* ausgewaschen.

☞ Seine Sehkraft stärkt, wer viel *Karotten* ißt, die das für die Sehkraft wichtige Vitamin A enthalten.

☞ Bei entzündeten Augen helfen lauwarme Kompressen mit Kamillentee.

☞ Auf eine schmerzhafte Entzündung am Lidrand, die durch ein Gerstenkorn verursacht wurde, täglich dreimal für zehn Minuten Kamillenteeumschläge so heiß wie möglich auflegen. Nach ein paar Tagen geht die Entzündung auf, und der Eiter tritt aus.

☞ Bei schmerzenden Augen lege man Lilienblätter auf die Lider.

☞ Überanstrengte Augen kann man mit einigen Tropfen lauwarmem Fencheltee waschen.

☞ Bei Verätzung der Augen spüle man die Augen sofort mit reichlich Wasser aus und suche den Augenarzt auf.

☞ Augenbäder unter Zusatz von Heilkräutern haben schmerzlindernde und entzündungshemmende Wirkungen. Mit den Kräutern (Kamille, Fenchel, Aloe) einen Aufguß zubereiten und mehrfach täglich ein Augenbad in einer Augenbadewanne nehmen. Weitere Möglichkeiten sind das Auflegen von Mulläppchen oder Augendampfbäder (unter einem über den Kopf gehaltenen Tuch ausführen).

☞ Es empfiehlt sich, in der Sonne immer eine Sonnenbrille zu tragen. Wichtig ist eine Brille, bei bei der die Gläser einen hohen Prozentsatz des ultravioletten Lichtes abhalten. Der Schutz vor schädlichen Strahlen hilft spätere Augenleiden zu verhindern.

☞ Hilfe bei geschwollenen Augenlidern bietet folgende Maßnahme: rohe Kartoffeln reiben und auf ein Leinentuch geben. Diese Auflage auf die Augen legen, bis sie sich erwärmt hat, dann wechseln.

☞ Bei übermüdeten oder schmerzenden Augen zwei Baby-Beißringe (zum Beispiel aus der Apotheke) im Kühlschrank kühlen und anschließend auf die Augen legen.

☞ Ein Augen-Kräuterbad gegen akute Augenschmerzen läßt sich wie folgt zusammenstellen: zwei Teelöffel Augentrost mit einem halben Liter kochendem Wasser aufgießen, sieben Minuten ziehen lassen und dann abgekühlt in eine Schüssel gießen. Das Gesicht etwa zehnmal in diese Schüssel tauchen, abwechselnd mit offenen und geschlossenen Augen.

☞ Wenn man die Augen mit Schwarztee wäscht, werden sie schön glänzend.

☞ Bei müden Augen kalte Kompressen mit schwarzem Tee auf die Augen legen.

☞ Geschwollene Augenlider und überanstrengte Augen kann man durch Augenkompressen beseitigen. Tränken

Sie zwei Wattebällchen mit Kamillentee und legen Sie sie zehn Minuten lang auf die geschlossenen Lider.

☞ Auf brennende und verblitzte Augen legt man rohe Kartoffelscheiben. Sie werden bald darauf eine deutliche Linderung verspüren.

☞ Augenbäder mit Borwasser oder Kamillentee helfen bei entzündeten und überanstrengten Augen.

☞ Tomaten ohne Salz stärken die Sehkraft, erfrischen und versorgen den Körper mit Vitaminen.

*Großmutters Ratschläge
für gesunde Zähne und
freie Atemorgane*

☞ Übelriechender Atem verschwindet, wenn man *Zinnkraut* stark abkocht und damit spült.

☞ Haben Sie sich durch eine zu heiße Flüssigkeit den *Mund verbrannt*, dann kann Butterlecken oder ganz langsames Schlürfen von süßer Sahne den Schmerz lindern.

☞ Um *Mundgeruch* zu vermeiden, nach jeder Mahlzeit gründlich die Zähne putzen, nicht nur an der Vorder-, sondern auch an der Rückseite. Anschließend das Zahnfleisch mit einer Zitronenscheibe massieren und mit Salbeitee gurgeln

oder

eine Kaffeebohne langsam und intensiv zerkauen – das nimmt den lästigen Mundgeruch sofort weg.

☞ Zähneputzen kann man wirksam – falls keine Zahncreme zur Hand ist – durch das Essen eines Apfels.

☞ Zerdrückt man eine *Erdbeere* und massiert damit das Zahnfleisch, wird es gefestigt, und die Zähne werden weißer.

☞ Ist das Zahnfleisch entzündet, spült man mit Wasser, dem ein Spritzer *Apfelessig* hinzugegeben wurde.

☞ Zum Zähneputzen kann man anstelle von Zahnweiß (Pulver oder Creme) *Backpulver* oder *Soda* benutzen. Dabei ist es praktisch, wenn das Backpulver aus dem

Tütchen in eine leere Cremedose separat zum Zähneputzen abgefüllt wird.

☞ Zahnschmerzen vertreibt man, indem man eine *Knoblauchzehe* zerdrückt, in ein Taschentuch eindreht und ins Ohr steckt.

☞ Bei leichtem *Zahnstein* die Zähne mit einem Stück Zitrone säubern. Das schmeckt zwar bitter, ist aber hilfreich.

☞ Sobald sich erste Anzeichen einer beginnenden Zahnfleischentzündung einstellen, einen guten Schluck rohen *Heidelbeersaft* nehmen und möglichst lange im Mund behalten – das heilt die Schleimhäute.

☞ Bei plötzlichen Zahnschmerzen mit dem besten *Weinbrand* im Haus den Mund gut ausspülen, wenn der Zahnarzt nicht erreichbar ist. Wenn der Schmerz erst sehr stark wird, so ist das gut, weil er dann nach kurzer Zeit verschwindet. Allerdings gilt es, so bald wie möglich einen Zahnarzt aufzusuchen, da die Zahnschmerzen tiefergehende Ursachen haben können.

☞ Bei locker werdenden Zähnen spült man mit *Löffelkrauttee*.

☞ Bei Zahnfäule hilft ein Sud aus *Zinnkraut*.

☞ Häufiges *Apfelessen* bremst den Befall der Zähne durch Karies.

☞ *Zahnschmerzen* werden gemildert, wenn man einen kleinen, in Nelkenöl getränkten Wattebausch oder eine Gewürznelke an den Zahn hält.

☞ *Ehrenpreis* wirkt bei Husten und Asthma.

☞ Bei *Asthma* trinke man täglich einen Liter frische Ziegenmilch.

☞ Bei *Asthma* verschafft man sich Linderung, wenn man dreimal täglich einen Teelöffel voll von folgender Mischung einnimmt: drei Teile geriebener Meerrettich und ein Teil flüssiger Bienenhonig.

☞ Gegen *Heuschnupfen* hilft Zinnkrauttee: mehrmals täglich durch die Nase einsaugen.

☞ Bei *Heuschnupfen* empfiehlt die Großmutter im Sommer jeden Morgen einen Eßlöffel Maisöl und einen Eßlöffel Honig einzunehmen oder, noch besser, ein Stück Honigwabe zu kauen.

☞ *Heuschnupfen* behandeln Sie erfolgreich, wenn Sie am Morgen, gleich nach dem Aufstehen, auf nüchternen Magen eine Tasse Löwenzahntee und vor dem Schlafengehen eine Tasse Lindenblütentee trinken. Jeweils ein paar Tropfen Zitronensaft dazugeben.

☞ *Verkrustungen* in der Nase lassen sich mit Ringelblumensalbe gut ausheilen.

☞ Bei Lungenentzündung legt man Quarkumschläge auf das Rippenfell und ißt Knoblauch.

☞ Hals- oder Brustwickel mache man folgendermaßen: Zuerst reibe man die schmerzende Partie mit lauwarmem Olivenöl ein und wickle sie dann mit heißen Tüchern ein. Zum Schluß lege man eine Alufolie über die Tücher und darüber noch mal ein Handtuch.

☞ Brust- und Lungentee bereitet man wie folgt zu: je fünf Gramm Spitzwegerich, Lungenkraut, Huflattich, Wollblume, Aniskörner, Süßholz, Hibiskuswurzel und zehn Gramm Isländisches Moos.

☞ Ein Tee aus Zinnkraut stärkt die Lungen.

☞ Bei Mandelentzündung Pellkartoffeln kochen, heiß in ein Tuch wickeln und um den Hals binden. Ein festes Tuch darumlegen, so daß alles sehr warm bleibt. Die Krankheit wird zurückgehen.

☞ Gegen wunden Hals hilft es, frische Ananas zu essen oder einen „Ananastee" zuzubereiten: in Scheiben geschnittene Ananas mit kochendem Wasser übergießen, abkühlen lassen und trinken.

☞ Gegen Heiserkeit wirkt folgendes Rezept: Milch für eine große Tasse auf dem Ofen erhitzen, mit Honig süßen und etwas Weinbrand dazugeben – dann schluckweise trinken.

☞ *Bei Heiserkeit* Leinsamentee mit Zucker trinken oder Selterswasser mit Honig, den man vorher in heißem Wasser auflöst, oder Gurgeln mit reinem Glyzerin (ein Teelöffel auf ein Glas Wasser).

☞ *Bei Heiserkeit* gurgle man mit warmem *Salzwasser*, Lakritzensaft oder Hibiskustee. Bei trockener Heiserkeit befeuchte man die Raumluft durch Dampfbäder.

☞ *Schleimlösend* wirkt folgendes Rezept: Saft eines Apfels und einer Zitrone, doppelt soviel Wasser und einen Teelöffel Honig zusetzen.

☞ *Bei Heiserkeit* nehmen Sie einen Teelöffel Hibiskus- (Malven-) Blüten und gießen ihn mit einer Tasse kochendem Wasser auf. Mit Honig süßen und schluckweise trinken. Dies jede Stunde wiederholen oder ganz einfach ein Glas heiße Honigmilch trinken. Oder mischen Sie Malvenblätter und Holunderblüten zu gleichen Teilen. Dann zwei Eßlöffel dieser Mischung mit kochendem Wasser übergießen, fünf Minuten ziehen lassen, mit Honig süßen und den Tee heiß trinken.

Großmutters Ratschläge bei Magen- und Darmverstimmungen

☞ *Engelwurztee* hilft bei Appetitlosigkeit und Katarrhen der oberen Luftwege.

☞ *Enzian* hilft bei Appetitlosigkeit, Verdauungsstörungen und Magenleiden.

☞ *Anistee* wirkt appetitanregend und lindert Leibschmerzen.

☞ Bei Appetitlosigkeit Tee aus *Kümmel* und *Schafgarbe* trinken.

☞ *Huflattich* wirkt appetitanregend und hilft bei Husten, Verschleimung und Heiserkeit.

☞ Speisen wirken *appetitanregend*, wenn sie gut gewürzt, schön garniert und farblich dekoriert – schlicht mit Liebe zubereitet werden. Durch den Appetit werden Verdauungssäfte gebildet und der Magen auf die Nahrung vorbereitet.

☞ Wenn man eine *Fischgräte* verschluckt, trinkt man etwas Essig. Dadurch wird sie entfernt oder mindestens biegsam. Auch rohes Sauerkraut, möglichst wenig gekaut, wirkt fast sicher. Hat man nichts von beiden zur Hand, so versuche man es mit trockenem Brot, ebenfalls nur wenig gekaut.

☞ *Gut gekaut* ist halb verdaut. Diese Wirkung ergibt sich nicht nur wegen der Zerkleinerung, sondern *hauptsächlich wegen der intensiven Einspeichelung, die die Verdauung gut einleitet.*

☞ *Man sollte stets in Ruhe essen. Durch Schlingen und Hetzen werden die Verdauungsorgane überlastet. Es kommt zu Kreislaufstörungen.*

☞ *Schluckauf bekämpfen, ohne daß irgend etwas zur Hand ist, ist auch möglich, indem man tief Luft holt, Nase und Mund zuhält, die Luft dabei anhält und bis zehn zählt.*

☞ *Anhaltendem Schluckauf kann man durch Einnehmen eines Teelöffels Essig begegnen.*

☞ *Schluckauf beseitigt man, indem man Nase und Ohren zuhält und mit fremder Hilfe ein Achtelliter Leitungswasser langsam schluckt.*

☞ *Man lassen einen Teelöffel Zucker auf der Zunge zergehen. Der Schluckauf verschwindet dabei. Ebenso, wenn man einen Teelöffel Honig ißt.*

☞ *Schluckauf hört auf, wenn man ein Glas mit Wasser füllt und den Oberkörper so weit vorbeugt, daß man vom gegenüberliegenden Glasrand trinken kann. (Beugegrad ist wichtig!)*

☞ *Gegen das lästige saure Aufstoßen hilft eine kleine Messerspitze Lindenkohle, verrührt in einem Eßlöffel Wasser, zweimal täglich eingenommen.*

Bei bitterem Aufstoßen ist eine winzige Menge gestoßener Pfeffer wirksam.

☞ *Schluckauf bekämpft man durch Luftanhalten oder herzhaftes Lachen, um durch die Erschütterung des Zwerchfells den Krampf zu lösen. Bei anhaltendem Schluckauf den Arzt aufsuchen.*

☞ *Schluckauf verschwindet, wenn man eine Messerspitze Salz auf der Zunge zergehen läßt.*

☞ *Bei Schluckauf lassen Sie sich von jemandem leicht auf den Rücken klopfen.*

☞ *Schluckauf vergeht, indem Sie ganz langsam ein Stück Würfelzucker im Mund zergehen lassen, den Sie vorher in Essig getränkt haben.*

☞ *Schluckauf läßt sich auch mit Arnika, Dill und Wacholder beseitigen.*

☞ *Schluckauf wird durch das Kauen von einigen Estragonblättern beseitigt.*

☞ *Schluckauf vergeht, wenn man lauwarmes, gezuckertes Wasser trinkt und sich dabei die Nase zuhält.*

☞ *Bei Sodbrennen bringt das Kauen von getrockneten Brombeerblättern rasche Linderung.*

☞ Wer leicht an Sodbrennen leidet, sollte den Magen nicht mit späten Abendmahlzeiten belasten und statt Milch lieber Wasser trinken.

☞ Bei Sodbrennen Puffreis oder Popcorn essen – sie saugen die überschüssige Magensäure auf.

☞ Bei Sodbrennen trinke man auf nüchternen Magen den Saft einer frisch gepreßten mittelgroßen Kartoffel.

☞ Gegen Sodbrennen ißt man eine rohe, geriebene Kartoffel.

☞ Bei Sodbrennen esse man einige Eßlöffel Haferflocken. Man zerkaue sie trocken ohne Beigaben.

☞ Wenn man Sodbrennen verspürt, 24 Stunden fasten und nur an einer Zitronenscheibe lutschen.

☞ Sodbrennen beseitigt man, wenn man einen Tropfen Maggi auf den Handrücken gibt und ableckt.

☞ Bei Sodbrennen hilft es, getrocknete Brombeerblätter zu kauen.

☞ Bei Sodbrennen einige Mandeln essen. Meist hilft das.

☞ Wenn man Sodbrennen verspürt, esse man zwei bis drei Joghurt.

☞ Gegen Sodbrennen trinke man eine Tasse kalte Milch.

☞ Sodbrennen vergeht, wenn man ein bis zwei Bananen ißt.

☞ Gegen Sodbrennen und Magendrücken nehme man etwas Natron. Es hilft sofort, wenn es sich nicht um ein ernsteres Leiden handelt.

☞ Sobrennen vergeht durch Kauen von Wacholderbeeren.

☞ Bei Brechreiz eine Messerspitze Natron in ein Glas dünnen Tee geben und schluckweise trinken. Der Brechreiz hört auf!

☞ Bei Übelkeit und Erbrechen hilft es, lauwarmen Pfefferminztee schluckweise zu trinken.

☞ Gegen Durchfall kann man in Wasser aufgekochte Heidelbeeren einnehmen.

☞ Bei Durchfall darf für mindestens 24 Stunden keine Nahrung gegessen werden. Erlaubt sind nur Kamillen- oder Pfefferminztee, ungesüßt in kleinen Schlucken getrunken. Unmittelbar im Anschluß für einen Tag nur mit Schale geriebene Äpfel essen, danach Kartoffelbrei und Vollkornbrei zu sich nehmen.

☞ Als Tee gegen Durchfall hilft folgende Mischung: Einen Eßlöffel mit einem Gemisch zu gleichen Teilen von Kamille, Eichenrinde, Salbei und Enzianwurzel mit einer Tasse Wasser kurz aufkochen, durchsieben und warm trinken. Nicht weniger als drei Tassen täglich trinken.

☞ Pfefferminztee hilft bei Herzklopfen, Schlaflosigkeit, Durchfall und Erbrechen.

☞ Bei Durchfall trinke man eine Tasse Reiswasser (entsteht beim Reiskochen).

☞ Eichenrinde ist sehr wirksam bei Durchfall und Darmblutungen. Bei Frostbeulen wirken äußerliche Anwendungen.

☞ Bei Durchfall Bananen essen. Sie stopfen nicht nur, sondern ersetzen den durch den Durchfall verursachten Kaliumverlust, der die nachfolgende Schwäche auslöst.

☞ Bei Durchfall hilft ein roher, geriebener Apfel.

☞ Wenn man Durchfall hat, hilft es, Schokolade zu essen.

☞ Bei Durchfall esse man eine Karotte, die in stark gesalzenem Wasser gekocht wurde. Das wirkt sehr schnell.

☞ Bei Durchfall hilft, Coca-Cola zu trinken (wichtig ist, daß keine Kohlensäure mehr in der Cola ist), Salzstangen zu essen, einen Brei aus zwei Teelöffeln Pulverkaffee und Zitronensaft (eine halbe Zitrone) zu sich zu nehmen oder Glühwein zu trinken.

☞ Bei Durchfall machen Sie sich eine Mischung aus Kamille, Eichenrinde, Salbei und Enzianwurzeln (zu gleichen Teilen) und kochen diese Mischung kurz auf (ein Eßlöffel auf eine Tasse Wasser). Dann durch ein Sieb gießen und warm trinken. Trinken Sie mehrere Tassen pro Tag.

☞ Wenn Sie Durchfall haben, fasten Sie 24 Stunden und trinken in dieser Zeit nur ungesüßten Kamillentee oder Pfefferminztee in kleinen Mengen.

☞ Bei Durchfall alle zwei Stunden einen Teelöffel getrocknete Heidelbeeren einnehmen.

☞ Die Brombeere besitzt eine heilende Wirkung bei Darmkatarrh und Durchfall. Bei Fieber oder Erkältungen und gegen zuviel Magensäure oder Sodbrennen hilft es, Brombeersaft zu trinken.

☞ Bei Blähungen regelmäßig ein Glas Milch, die mit Fenchel oder Kümmel gekocht wurde, trinken.

☞ Kümmeltee hilft bei Blähungen und schützt auch davor.

☞ Legen Sie sich bei Blähungen einen Umschlag mit heißem Essigwasser 15 Minuten lang auf den Magen.

☞ Fencheltee wirkt bei Brustleiden, Verdauungsbeschwerden und Blähungen. Bei Brustentzündungen macht man Umschläge mit in Milch gekochten Fenchelblättern.

☞ Blähungen bekämpft man mit Knoblauch in jeder Anwendungsform.

☞ Bei Blähungen können Sie einen Tee aus Engelwurz und Fenchel trinken.

☞ Anis hilft bei Blähungen, Verschleimung, Asthma und Weißfluß und sorgt für guten Schlaf.

☞ Bei Blähungen trinkt man eine Tasse gekochte Milch mit einem halben Teelöffel Kümmel. Unbedingt warm trinken.

☞ Gegen Blähungen hilft Pfefferminztee.

☞ Bei Darmgeschwüren nehme man vor dem Frühstück und kurz vor dem Schlafengehen je einen Eßlöffel voll echtem Bienenhonig ein.

☞ Ein mildes, wirksames Abführmittel ist Dornschlehenblütentee, den man abends trinkt.

☞ *Das Beste gegen Verstopfung ist eine Feigenkur. Feigen abends sauber in ein Glas legen, morgens nüchtern essen und die Flüssigkeit austrinken. Auch gebratene Äpfel und Honig essen.*

☞ *Bei Verstopfung kalten Tee aus Sennesblättern trinken (nicht zum Dauergebrauch geeignet).*

☞ *Die Avocadofrucht sollte bei chronischer Verstopfung regelmäßig mit in den Speisezettel aufgenommen werden.*

☞ *Täglich morgens auf nüchternen Magen ein Glas Wasser trinken hilft gegen Verstopfung und beugt dieser auch vor. Möglichst immer grobes Vollkornbrot essen und sorgfältig kauen. Eine Tasse Bohnenkaffee trinken.*

☞ *Bei akuter Verstopfung abends einen Einlauf mit 120 Gramm warmem Sonnenblumenöl vornehmen. Den Einlauf über Nacht wirken lassen – morgens erfolgt dann die Darmentleerung.*

☞ *Träge Magendrüsen werden durch den Verzehr von Zwiebeln angeregt.*

☞ *Bei Verdauungsstörungen hilft ein 15 Minuten dauerndes Fußbad mit fünf Litern Wasser und je drei Teelöffeln Salz und Apfelessig.*

☞ *Isländisches Moos* wird aufgekocht und ergibt einen gallertartigen Tee, der sehr wirksam gegen Heiserkeit, Verdauungsstörungen und Erschöpfungszustände ist.

☞ *Sauerkraut*, roh gegessen, ist heilsam bei schlechter Verdauung, belebt, stärkt die Blutbildung und macht schön.

☞ *Heidelbeeren* sind gut für die Verdauung. Während der Heidelbeerzeit regelmäßig morgens und abends eine Tasse voll ungezuckerter Beeren essen.

☞ *Honig* stärkt die Nerven und das Herz, belebt, reinigt die Haut und verbessert die Verdauung. Ein Eßlöffel voll morgens und abends eingenommen, genügt.

☞ Bei schlechter Verdauung alle zwei Stunden einen Teelöffel warmen, ungesüßten *Wermuttee* einnehmen.

☞ Häufiges Trinken während der Mahlzeiten beeinflußt die *Verdauung* ungünstig.

☞ *Ysoptee* hilft bei Verdauungsbeschwerden. Man lasse einen Eßlöffel Ysopkraut in einem Viertelliter kochendem Wasser acht bis zehn Minuten ziehen. Der Tee hilft nicht nur gegen Verdauungsbeschwerden, sondern auch bei Verschleimung.

☞ *Bei Mangogenuß sollten die ersten zwei Stunden nach dem Verzehr der Frucht keine Milch und kein Alkohol getrunken werden, denn das führt zu starken Magenbeschwerden.*

☞ *Der Genuß von zuviel Ananas kann eine überhöhte Magensäureproduktion bewirken.*

☞ *Brennesseltee eignet sich zur Entschlackung des Körpers und unterstützt somit auch das Abnehmen.*

☞ *Backobst allgemein, insbesondere aber Backpflaumen sind ein gutes und natürliches Mittel zur Darmregulierung. Die Backpflaumen während der Nacht in Wasser einweichen und dann morgens zum Frühstück essen.*

☞ *Ob beim Fernsehen, beim Lesen oder der gemütlichen Unterhaltung zu zweit, durch das Knabbern an Nüssen, Salzgebäck und Süßigkeiten wird eine Menge unnötiger Kalorien aufgenommen. Die Knabbereien können durch gesündere Dinge ersetzt werden: Stifte von rohem Gemüse. Diese geschnittenen Gemüsestifte dekorativ auf einem Teller mit einem Dip zum Eintauchen anrichten. Salatgurken, Paprikaschoten, Sellerie, Möhren, Chicorée und Fenchel eignen sich dazu besonders gut. Für den Dip empfiehlt es sich, Quark mit Milch und pikanten Gewürzen zu verrühren.*

☞ *Wer Kalorien sparen will oder muß, kann in jedem Rezept den Sauerrahm durch (Natur-)Joghurt oder Buttermilch ersetzen.*

☞ *Bei Stoffwechselstörungen empfiehlt die Großmutter Tee aus Brennesselblättern.*

☞ *Richtiges Eßverhalten bildet die Grundlage für das richtige Körpergewicht. Die kleinen Weisheiten erscheinen im ersten Moment unwichtig – sie sind es aber nicht. Wenn man diese Regeln konsequent über einen längeren Zeitraum einhält, ist das Behalten des richtigen Körpergewiches kein Problem mehr.*
1. Jeden Bissen richtig kauen und langsam essen – das sättigt nachhaltiger als zu hastiges Essen.
2. Fünf kleinere Mahlzeiten am Tag sind besser als die meistens üblichen drei großen. Auch wenn sich einmal zwischendurch ein Hungergefühl meldet, immer bei den festgelegten Essenszeiten bleiben.
3. Versuchen Sie, die Mahlzeiten in die Länge zu ziehen durch kleine Pausen, bei denen das Besteck aus der Hand gelegt wird.
4. Beim Essen nicht ablenken lassen – in keinem Falle lesen oder fernsehen.
5. Bei jeder Mahlzeit nur einmal den Teller füllen, keinen „Nachschlag holen".
6. Bei allen Speisen und Getränken auf den Kaloriengehalt achten.

☞ *Bei Magenbeschwerden und Magenkrämpfen ungesüßten Kamillentee trinken.*

☞ *Knoblauch wirkt beruhigend bei Magen- und Darmgrippe und hilft bei Erkrankungen der Atemwege und bei Arterienverkalkung.*

☞ *Bei Magenschwäche Kalmuswurzel und Wermutkraut als Tee trinken.*

☞ *Würmer im Magen beseitigt man mit einem Tee aus Schafgarbe, Faulbaum und Veilchenwurzel. Auch einen kühlen Leibumschlag machen.*

☞ *Bei Koliken heißen Kamillentee trinken und damit auch einen Umschlag auf den Leib machen.*

☞ *Farnkraut hilft Würmer zu vertreiben.*

☞ *Bei verdorbenem Magen eine Handvoll Gerste eine Viertelstunde kochen, danach Honig zusetzen und öfter eine Tasse davon trinken.*

☞ *Magengeschwüre und -entzündungen heilen ab, wenn man jeden Morgen auf nüchternen Magen ein frisches Blatt Spitz- oder Breitwegerich ißt.*

☞ *Bei Magenentzündung trinke man reichlich Kamillentee.*

☞ *Gegen Magendrücken esse man einige trockene Haferflocken.*

☞ *Bei Magengeschwüren nehme man alle halbe Stunde einen Löffel voll Salbeitee ein.*

☞ *Fenchel* hat roh und gedünstet eine günstige Wirkung auf Magen und Darm. Außerdem hat Fenchel einen hohen Vitamin-C-Gehalt.

☞ Bei *Magen-* und *Darmbeschwerden* trinke man einen *Tee* aus folgenden *Kräutern*: je zehn Gramm Pfefferminze, Schafgarbe, Kamillenblüte und Kalmuswurzel, je fünf Gramm Fenchel, Kondurangorinde und Queckenwurzel, zwei Gramm Tausendgüldenkraut, je ein Gramm Wermut und Enzianwurzel.

☞ Für *Magenkranke* ist *Sauer-* und *Weinkraut* Schonkost.

☞ *Salbeitee* lindert Magen- sowie Darmstörungen und hilft bei Durchfall. Bei Mandelentzündung wird damit gespült.

☞ Bei überschüssiger *Magensäure* die Nahrung gut einspeicheln und lange kauen. Frische, nicht zu kalte Milch schluckweise trinken.

☞ Bei *Magenschmerzen* können verschiedene Maßnahmen ergriffen werden: eine Tasse Wermuttee trinken und einige Kümmelkörner schlucken. Für einen Tag nur Zwieback essen und Kamillentee trinken und eine heiße Wärmflasche auf den Bauch legen.

☞ Bei *Magenverstimmungen* möglichst wenig essen und einen *Kartoffelumschlag* auf den Magen legen.

Der Umschlag wird so hergestellt: Kartoffeln weich kochen und zerdrücken. Anschließend in ein Leinentuch wickeln und auf den Magen legen. Statt am Abend zu essen, nur einige Walnüsse gut kauen, das ist ein gutes altes Hausmittel gegen einen verstimmten Magen.

☞ *Bei Magen- und Darmkatarrh ist Bettruhe einzuhalten und nur Pfefferminztee zu trinken. Für ein bis zwei Tage mit der Schale geriebene Äpfel essen. Morgens einen Eßlöffel gemahlene Leinsamen in einem Glas lauwarmem Wasser einnehmen.*

☞ *Die Erfahrung scheint zu zeigen, daß Menschen, die regelmäßig Zitrusfrüchte und Gemüse essen, wesentlich weniger anfällig für Magenkrebs sind. Allerdings gibt es hierzu noch keine schlüssigen Erklärungen.*

☞ *Gewürznelken finden in den meisten Haushalten nur Verwendung beim Backen und Kochen. Großmutter wußte aber auch um ihre heilenden Wirkungen. In der Gewürznelke sind Stoffe enthalten, die eine magen- und gefäßanregende sowie schmerzstillende und betäubende Wirkung haben. Bei innerer Anwendung als Gewürz sind sie magenstärkend, appetitanregend und blähungstreibend. Bei Zahnschmerzen kann es eine rasche Hilfe sein, einige Gewürznelken zu kauen (nicht herunterschlucken). Nelkenöl hält Stechmücken fern, wenn man einige Tropfen auf einen Lappen gibt und am Fenster aufhängt (das ist auch eine gute Methode im Zelt).*

☞ *Früh, mittags und abends ein kleines Glas Karott-
ensaft zu trinken, hält jung, entschlackt, wirkt blut-
bildend und entlastet Leber, Nieren und Blase.*

☞ *Leber- und Gallenkranken ist Distelöl (aus der
Apotheke) zu empfehlen. Man nehme jeweils nach den
Mahlzeiten morgens und abends einen Eßlöffel ein.*

☞ *Gurken sind leberanregend. Die Nährstoffe liegen
in der Schale und unmittelbar darunter.*

☞ *Linderung bei Gallensteinkolik bringt ein Eßlöffel
Zitronensaft oder etwas Mandelöl in Kamillentee.*

☞ *Gallensteine werden schmerzlos abgeführt, wenn
man jeden Morgen ein Glas Olivenöl trinkt.*

☞ *Faulbaumrinde wirkt bei Leber- und Gallenlei-
den und hilft gegen Stuhlverstopfung.*

☞ *Bei Gallenbeschwerden hilft Löwenzahntee.*

☞ *Hagebuttentee hat eine stark reinigende Wirkung bei
Blasen- und Nierenleiden. Tee von jungen Bir-
kenblättern wirkt ebenfalls heilend auf Nieren und Blase.*

☞ *Leber und Niere werden von Löwenzahntee zu
erhöhter Aktivität angeregt. Dieser Tee eignet sich gut
für eine regelrechte Kur, die etwa sechs Wochen dauert.*

Großmutters Ratschläge bei Rückenleiden und Rheuma

☞ *Bei Verspannungen hilft Wärme im Nacken.* Ist der Nacken gut durchblutet, entspannt sich das ganze Gefäßsystem, die Schmerzempfindlichkeit wird geringer, und die Abwehrkräfte werden gestärkt. Eine Nackenmassage wirkt auch in hartnäckigen Fällen stimmungsaufhellend. Besonders auch beim Schlafen ist darauf zu achten, daß die Nackenpartie warm gehalten wird.

☞ *Bei steifem Genick* setze man sich aufrecht auf einen Stuhl, halte mit der linken Hand die Sitzfläche des Stuhles fest und ziehe mit der rechten Hand den Kopf langsam nach rechts.

☞ *Gegen Rückenschmerzen* trinkt man schluckweise heißen *Schafgarbentee.*

☞ *Rückenschmerzen* können beseitigt oder gemildert werden, wenn Sie ein heißes *Wannenbad* nehmen und dann gleich ins Bett gehen.

☞ *Bei Rückenschmerzen* sollte man zwei bis drei Tage lang *fasten* und nur Wasser beziehungsweise Obstsäfte trinken.

☞ *Bei Gelenkschmerzen* legt man am besten *Kohlblätter* auf die schmerzende Stelle und wickelt ein warmes Tuch darum. Die Kompresse entfernen, wenn das Tuch abgekühlt ist.

☞ Bei Gelenkschmerzen kaufen Sie *Medizin-Lehm* in der Apotheke und tragen ihn als heißen Brei auf die schmerzende Stelle auf.

☞ Bei Gelenkschmerzen trinken Sie *Johanniskrauttee*. Drei Teelöffel Johanniskraut mit einem Viertelliter Wasser aufbrühen.

☞ Wenn Sie Gelenkschmerzen haben, trinken Sie regelmäßig *Zinnkrauttee*, der folgendermaßen zubereitet wird: einen Teelöffel Zinnkraut mit einem Viertelliter Wasser aufbrühen. Pro Tag davon eine Tasse schluckweise trinken.

☞ Bei fehlender Gelenkschmiere im Knie binde man drei- bis viermal eine halbzentimeterdicke Scheibe frischen *Schweinespeck* mit einer Binde oder einem Tuch über Nacht um das Knie.

☞ Zum Einreiben bei Gliederschmerzen, Rheuma, Gicht und Verstauchungen folgendes Hausmittel herstellen: frische *Kastanien* zerkleinern, eine Flasche damit halb füllen und mit Brennspiritus aufgießen. Die Flasche ungefähr acht bis zehn Monate vor Sonnenlicht geschützt stehen lassen. Wichtig: Das Mittel nur äußerlich anwenden!

☞ Bei Rheuma die befallenen Gelenke täglich mit frischen *Brennesseln* abklopfen. Einen Sommer lang durchhalten.

☞ Bei Rheumatismus trinke man täglich Tee aus Bohnenschalen.

☞ Bei Rheumaschmerzen im Knie massiere man das Gelenk mit medizinischer Schmierseife ein.

☞ Gegen rheumatische Schmerzen wird eine aus 90 Gramm Ameisenspiritus, zwei Gramm Rosmarinöl und einem Gramm Wintergrünöl bestehende Mischung mit bestem Erfolg in Anwendung gebracht. Die Flüssigkeit auf der schmerzenden Stelle verreiben.

☞ Gegen Rheumatismus und Ischias hilft eine Milchkur. Man trinke vierzehn Tage hintereinander morgens, vor dem Frühstück, einen halben Liter warme Milch. Die Kur wird alle zwei bis drei Wochen wiederholt.

☞ Vollbäder mit Haferstroh helfen bei Gicht, Rheuma, Hexenschuß, Leber- und Nierenleiden. Etwa drei Eßlöffel zerkleinertes Haferstroh in einen Topf mit kaltem Wasser geben, kurz aufkochen lassen und abseihen oder über Nacht kalt ansetzen. Den Sud in das Badewasser geben.

☞ Bei Rheuma und Gicht Brennesselblättertee trinken.

☞ Einreiben mit Fichtenspiritus hilft bei Rheumatismus. Zubereitung: eine Weinflasche zur Hälfte mit den Trieben einer jungen Fichte füllen, die Flasche mit

Franzbranntwein vollgießen, verkorken und zwei Wochen lang in der Sonne stehen lassen.

☞ *Ein Heublumenbad* hilft gegen Rheumatismus. In zwei Litern Wasser werden 500 Gramm Heublumen abgekocht. Der Sud wird durch ein Sieb gegossen und dem Badewasser zugesetzt. Für ein Vollbad die doppelte Menge nehmen.

☞ *Gegen Gicht und Rheumatismus hilft Sellerie.* Man koche täglich zwei Knollen aus und trinke diesen Saft über längere Zeit.

☞ *Als Gichtmittel empfiehlt Großmutter folgendes:* Man teile abends eine *Zwiebel*. Mit den Schnittflächen reibe man über die schmerzbefallenen Stellen. Man schlafe auf ungewaschener Schafwolle (möglichst schwarzer) und behandle die Stelle morgens mit Johannisöl.

☞ *Bei Hexenschuß* wäscht man die betroffenen Körperteile mit warmem *Essig* ab.

☞ *Hexenschuß* kann man erfolgreich behandeln, indem man die schmerzenden Stellen mit *Brennesselspiritus* einreibt.

☞ *Bei Rheuma Kastanien* aufkochen, sie durch ein Sieb gießen und die schmerzenden Stellen mit dem Sud einreiben.

☞ *Gegen Hexenschuß erhitzt man eine Handvoll Heu-*
blumen im Backofen und legt sie dann so heiß wie mög-
lich auf die schmerzenden Stellen.

☞ *Senf ist als Küchengewürz weitgehend bekannt.*
Unsere Großmutter wußte aber auch um seine heilenden
Wirkungen. Einen Senfumschlag kann man gegen folgen-
de Kranheiten und Beschwerden anwenden: als krampflö-
sendes und schmerzstillendes Mittel bei Entzündungen
der Gelenke, bei Ischias, Nervenschmerzen, rheumati-
schen Schmerzen und Hexenschuß. Einen Senfumschlag
bereitet man folgendermaßen zu: Die entsprechend der
Umschlaggröße benötigte Menge Senfmehl mit warmem
Wasser zu einem dickflüssigen Brei verrühren. Den Brei
auf den Umschlag streichen (Umschlag aus Baumwolle
oder Leinen verwenden) und auf die entsprechende Kör-
perstelle legen. Nach etwa sieben bis zehn Minuten be-
ginnt ein starkes Brennen und Röten der Haut, dann den
Umschlag wieder abnehmen und die Körperstelle gut mit
warmem Wasser abwaschen.

☞ *Bei Hexenschuß eine Handvoll frisch geriebenen*
Meerrettich mit einer Handvoll Weizenvoll-
kornmehl vermischen und erwärmen. Diese Mischung
am besten auf ein Tuch streichen und dieses Tuch auf die
schmerzende Stelle legen. Nach etwa einer Viertelstunde
wieder wegnehmen, sonst kann es zu Entzündungen kom-
men.

☞ *Gegen Hexenschuß wirkt eine Abreibung mit war-*
mem Essigwasser, gemischt in gleichen Teilen.

☞ Heiße *Kartoffel* zerdrücken, in wollenes Tuch einschlagen und auflegen – auch das hilft bei Hexenschuß.

☞ Gesund für den Knochenbau ist es, täglich etwa vierzig Gramm *Emmentaler Käse* zu essen. In jungen Jahren wirkt das vorbeugend, in späteren Jahren hilft es bei Abnutzungserscheinungen der Wirbelsäule.

☞ Frauen können das Risiko eines Bruches der Beckenknochen durch eine einfache, aber wirksame Vorsorgemaßnahme halbieren. Wenn die Wechseljahre beginnen, auf das Idealgewicht abnehmen und täglich 1 500 Milligramm *Kalzium* und 300 Milligramm *Magnesium* einnehmen.

☞ Bei *Muskelkater* die betroffenen Muskeln am nächsten Tag mit leichter Gymnastik auflockern. Eine weitere gute Hilfe ist ein Saunabesuch.

☞ Bei einem plötzlichen *Muskelkrampf* nehme man rasch einen Eßlöffel Weizenkeimöl ein.

Großmutters Ratschläge gegen Insektenstiche

☞ *Großmutters Insektenschutzmittel wird wie folgt hergestellt: Walnußblätter oder Holunderblätter in Leinöl einlegen (etwa zwei bis drei Wochen an der Sonne) und als grünes Öl auftragen.*

☞ *Insektenstiche betupft man zur Linderung des Schmerzes mit essigsaurer Tonerde.*

☞ *Bei Insektenstichen hilft das Auftragen von Zwiebel- oder Spitzwegerichbrei.*

☞ *Bei Insektenstichen breche man ein Blatt einer Aloe- Zierpflanze dicht am Stiel ab und drücke den klaren Saft auf den Stich.*

☞ *Bei Insektenstichen entferne man den Stachel nahe der Haut mit einer Pinzette und betupfe die Stelle mit zerriebenen Efeublättern.*

☞ *Zur Linderung des Juckreizes und zum Abschwellen bei Mückenstichen 90prozentigen Alkohol und Lavendelöl, zu gleichen Teilen gemischt, auftragen.*

☞ *Insektenstiche betupft man mit der Scheibe einer rohen Kartoffel.*

☞ *Bei Insektenstichen mit Juckreiz und Geschwulst am besten kalten Quark auflegen.*

☞ *Vor Mückenstichen schützt man sich, indem man unbekleidete Körperteile mit einem Gemisch aus acht Tei-*

len *Eau de Cologne* (Kölnisch-Wasser) und zwei Teilen alkoholverdünntem *Nelkenöl* einreibt.

☞ Behandeln Sie Insektenstiche mit einem *Umschlag aus Stärkemehl oder Natron*, jeweils gemischt mit Essig, frischem Zitronensaft oder Hamamelis (gibt's in der Apotheke). Nasse Kernseife, auf die Stiche gerieben, lindert den Juckreiz.

☞ *Salmiakgeist* gegen Insektenstiche, auch Mückenstiche, verringert die Infektionsgefahr und lindert Schmerzen und Schwellungen.

☞ Wird man auf einem Spaziergang von einem Insekt gestochen, *Spitzwegerichblätter* zerkauen und auf die betroffene Stelle streichen.

☞ Juckende Mückenstiche bestreicht man mit *Zitronensaft* oder verdünntem *Salmiakgeist*. Das lästige Jucken hört auf, und die Gefahr des unwillkürlichen Aufkratzens ist gebannt.

☞ Zecken beträufelt man dick mit *Öl*. Sie ersticken und lassen sich nach einiger Zeit mitsamt dem Kopf herausdrehen. Statt Öl kann man auch Alkohol nehmen. Ist man unterwegs und hat kein Öl zur Hand, kann man auch den Ölmeßstab vom Auto verwenden.

☞ Zum Entfernen von Zecken kann sehr gut *Salatöl* verwendet werden. Einige Tropfen Salatöl auf die befallene Stelle geben und mehrere Stunden einwirken lassen. Der ölige Überzug erstickt die Zecke. Ohne daß der Kopf stecken bleibt, kann die Zecke jetzt herausgedreht werden.

☞ Ein aufgelegter *Salzbrei* lindert den Schmerz von Bienen- und Insektenstichen und verhindert eine Schwellung.

☞ Bei Bienenstichen die Stelle befeuchten und eine Prise *Zucker* daraufstreuen – das zieht das Gift heraus.

☞ Wespen- und Bienenstiche reibt man mit *Essigwasser* ab.

☞ Bienen- und Wespenstiche mit einer *Zwiebel* oder einer *Knoblauchzehe* einreiben. Der Schmerz läßt nach, und die Schwellung bleibt aus.

☞ Bei Bienenstichen hilft *Kalzium*.

☞ Gegen rote Flecken von Insektenstichen *Umschläge* von kaltem Wasser, Weinessig oder Salmiakgeist machen, oder auch zerriebene Kartoffeln auflegen.

Großmutters Ratschläge für Mutter und Kind

☞ Bei Windeldermatitis setze man das Kind dreimal täglich in eine mit Sanihelteebad gefüllte kleine Wanne. Das Sanihel kurz aufkochen und vier Minuten ziehen lassen. Man lasse das Kind etwa zehn Minuten in dem Bad sitzen, bis die nässenden Stellen trocken und blaß geworden sind. Danach mit einer guten Baby-Creme einreiben. Man achte bei dem Kind besonders sorgfältig auf Sauberkeit.

☞ Der Babypopo wird nicht so schnell wund, wenn man ihn mit Kernseife wäscht. Man nimmt zum Einpudern Kartoffelmehl, wenn sich trotzdem wunde Stellen bilden.

☞ Das Eincremen mit ausgelassenem, ungesalzenem, nicht zu braunem Hühnerfett hilft sehr schnell, wenn der Popo bei Babies wund ist.

☞ Verletzungen oder den wunden Popo des Babies betupfe man mit Johannisöl. Die wunde Stelle wird schnell trocken und heilt rasch.

☞ Sind Babies wund, Hautöl statt Puder verwenden.

☞ Wunde Stellen an Babies Popo betupfe man, wenn keine Salbe zur Hand ist, mit schwarzem Tee. Das lindert und hat eine heilende Wirkung.

☞ Um die Widerstandsfähigkeit der Haut beim Kleinkind im Windelbereich gegen Wundsein zu stärken, sind Sitzbäder in Eichenrindenlösung zu empfehlen.

☞ *Fencheltee* hilft Kleinkindern bei Leibschmerzen. Einen gestrichenen Teelöffel Fenchelsamen mit einer Tasse kochendem Wasser aufbrühen und fünf Minuten ziehen lassen.

☞ Gegen *Würmer* gebe man Kindern oft rohe Möhren zu essen.

☞ *Durchfall* bei Babies geht schnell vorbei, wenn man dem Kind (abgekochtes) *Wasser* mit *Mehl* zu trinken gibt. Das schadet dem Baby nicht.

☞ Wenn kleine Kinder wegen Blähungen Bauchweh haben, hilft *Kümmeltee*. Einen gestrichenen Teelöffel Kümmel mit einer Tasse kochendem Wasser überbrühen und fünf Minuten ziehen lassen.

☞ Haben Säuglinge Verstopfung, gebe man ihnen eine Teelöffelspitze voll *Bienenhonig*.

☞ Bei *Brechdurchfall* von Kleinkindern im Hochsommer kann es helfen, wenn man die Milchsorte wechselt.

☞ *Fieber* bei Kindern lindert man schnell, wenn man ihnen *Kirschsaft* zu trinken gibt.

☞ *Fieber* bei Kinder klingt ab, wenn man rohe *Kartoffelscheiben* mit einem Tuch an ihre Fußsohlen bindet.

☞ Haben Kleinkinder, die noch nicht schneuzen können, Schnupfen, gebe man etwas *Vaseline* auf ein Wattestäbchen und „befreie" damit die Nase.

☞ Wenn Kinder starkes Fieber haben, Umschläge mit kaltem *Quark* auf die Pulsadern legen.

☞ Um den Schmerz der durchbrechenden Zähne bei Kleinkindern zu lindern, gebe man ihnen *Veilchenwurz* zum Draufbeißen.

☞ *Tintenstifte* sind giftig und gehören nicht in die Hände von Kindern, die sie leicht in den Mund stecken.

☞ Verhärteten Brustdrüsen, die speziell beim Abstillen entstehen, kann man durch das Trinken von *Salbeitee* entgegenwirken.

Großmutters Ratschläge für Füße und Beine

☞ *Richtiges Barfußlaufen ist gesund. Man muß nur darauf achten, daß die Füße und Unterschenkel nicht kalt werden, indem man zum Beispiel auf kalten Steinplatten geht. Erwachsene und Kinder sollten bei jeder Gelegenheit im Wald, auf Wiesen, Sand und Steinen barfuß laufen. Das wirkt abhärtend und kreislaufanregend. Es ist nicht nur für die Füße gesund, sondern für den ganzen Körper. Bei Anfälligkeit für Erkältungskrankheiten ist es ein gutes Mittel, das Barfußlaufen langsam zu steigern.*

☞ *Wenn man kalte Füße in Senfmehl badet, ist das Problem schnell gelöst.*

☞ *Das Brennen der Füße bei neuen Schuhen verhindert man, indem man die Innenseite der Schuhe mit Spiritus bestreicht. Derselbe lockert das Leder und gestattet der Luft mehr Zutritt zum Fuß. Sobald der Fuß die nötige Luftzufuhr hat, hört auch bei neuen Schuhen das lästige Brennen auf.*

☞ *Bei Fußschmerzen und Brennen die Füße mit einem starken Sud aus Weidenblättern, Beifuß und Feldkamille waschen.*

☞ *In neuen Schuhen brennen die Füße nicht, wenn man die Schuhe vor dem ersten Tragen mit Essig auswischt.*

☞ *Füße brennen nicht in neuen Schuhen, wenn man über Nacht feuchte Leinenläppchen in die Schuh-*

spitzen legt, die die Gerbsäure, die das Brennen verursacht, herausziehen.

☞ Schmerzen die Ballen an den Füßen, reibe man sie mit *K a m p f e r s p i r i t u s* ein.

☞ Bei Fußpilz und Juckreiz zwischen den Zehen hilft das Abreiben der Füße mit *K r ä u t e r e s s i g*.

☞ Fußschweiß verschwindet, wenn man die Füße mit *E s s i g w a s s e r* einreibt, nachdem man ein Fußbad genommen hat.

☞ Fußschweiß vergeht, wenn man häufig *M i l c h p r o - d u k t e* sowie Gemüse und Obst ißt.

☞ Gegen Fußschweiß nimmt man Fußbäder in heißem Wasser, in das man vorher etwa zwei Handvoll *H o l z - a s c h e* geschüttet hat.

☞ Fußschweiß verschwindet, wenn man wöchentlich drei *F i c h t e n n a d e l b ä d e r* nimmt und die Füße dann einpudert.

☞ Gegen Fußschweiß hilft *W e i z e n m e h l*, täglich in die Strümpfe gestreut.

☞ Bei *ü b e r m ä ß i g e m   F u ß s c h w e i ß* im Sommer so oft wie möglich barfuß laufen und täglich ein warmes Fußbad mit Holzasche und Salz nehmen.

☞ *Gegen Schweißfuß hilft folgendes* Fußbad: *Zwei Handvoll Eichenblätter sind mit zwei Liter kaltem Wasser anzusetzen und drei Minuten zu kochen. Man gibt den Sud in heißes Wasser und badet darin die Füße ein- bis zweimal täglich.*

☞ *Fußschweiß verschwindet, wenn man regelmäßig Fußbäder in einem Sud aus drei Eßlöffeln* Eichenrinde *nimmt, die getrocknet, geschält und in etwa einem Liter Wasser gekocht wird.*

☞ Kristallsoda, *in handwarmem Wasser aufgelöst, entfernt Hornhaut und Schwielen an den Füßen und ist hilfreich beim Entfernen von Dornen und Splittern.*

☞ *Bei* eingewachsenen Fußnägeln *schneide man die Nägel in der Mitte keilförmig ein.*

☞ Blasen *an den Füßen können arge Spielverderber sein. Legen Sie ein alkoholgetränktes Läppchen auf die Blasen. Der Schmerz wird so gelindert, und die Blasen trocknen ein.*

☞ *Bei Warzen und Hühneraugen morgens und abends je ein frisches Scheibchen von einer* Knoblauchzehe *auflegen.*

☞ Hühneraugen *niemals selbst ausschneiden. Fußbäder mit Boraxzusatz nehmen, Tinktur auftragen und Pflaster auflegen. Gut passendes Schuhwerk, Tragen* von Sandalen und möglichst häufiges Barfußlaufen wirken vorbeugend. Gegen Hühneraugen hilft auch das Einreiben mit Schweineschmalz oder Schmierseife.

☞ Großmutters Mittel gegen Hühneraugen sieht wie folgt aus: Auf eine Zwiebelscheibe einige Spritzer Zitronensaft spritzen und etwas Salz daraufstreuen. Die Zwiebelscheibe über Nacht mit einem Heftpflaster auf dem Hühnerauge festhalten. Nach acht Nächten läßt sich das Hühnerauge mit der Wurzel mühelos herauslösen.

☞ Hühneraugen bekämpft man, indem man eine Zwiebel hackt und eine Stunde lang in scharfen Essig legt. Danach mit einem Verband auf dem Hühnerauge befestigen. Häufig wechseln.

☞ Bei Hühneraugen und frischen Wunden den Blättern des Hauswurzes die Haut abziehen und diese auflegen – das kühlt und heilt!

☞ Bei geschwollenen Füßen hilft folgendes Mittel: In einem Liter Wasser 50 Gramm Holunderblüten und 50 Gramm Lindenblüten zehn Minuten lang kochen, abfiltern und kalt stellen. Abends zwei Tücher mit der Lösung tränken und um die Füße wickeln. Etwa eine halbe Stunde wirken lassen – dabei flach liegen. Anschließend ist es gut, die Füße zu massieren.

☞ Müde Füße badet man am besten in leichtem Zitronenwasser.

☞ *Krampfadern* bekämpft man beizeiten durch häufiges Hochlegen der Beine. Nachts legt man ein Keilkissen unter das Fußende der Matratze. Ständiges Stehen und Stillsitzen begünstigt die Bildung von Krampfadern. Auf jeden Fall den Arzt zu Rate ziehen.

☞ Gegen Wadenkrämpfe hilft folgendes Fußbad: In einen Eimer *Brennesseln* mit ein paar Wurzeln geben (wirken besser als nur die Blätter), mit kochendem Wasser überbrühen, zehn Minuten ziehen lassen, abseihen. In der Flüssigkeit 20 Minuten die Füße baden. Die Brühe kann man viermal erwärmen und benutzen.

☞ Bei einem *Wadenkrampf* Schuhe ausziehen, im Sitzen die Knie an die Brust ziehen und mit den Händen die Fußspitzen aufwärts bewegen. Stellt sich keine Besserung ein, hülle man das Bein in feuchte, heiße Tücher.

☞ Offene Beine heilen, wenn man die Stellen mit *Lebertran* bestreicht.

☞ Bei *Venenentzündung* 100 Gramm Wabenhonig, 100 Gramm Zwiebeln, 100 Gramm Schweinefett und eine zerkleinerte Zwiebel eine Viertelstunde zusammen kochen und so heiß, wie es vertragen wird, über Nacht auf die schmerzende Stelle legen. Die Mischung muß nicht jedesmal frisch gemacht werden, aber sie muß heiß sein. Der Umschlag kann zwei- bis dreimal wiederholt werden.

☞ *Kastanienschnaps* hilft bei Venenleiden. Eine Flasche bis zur Hälfte mit zerkleinerten Früchten der wilden Kastanie füllen und mit Schnaps aufgießen. Der Schnaps darf nicht aus Kernobst sein, wie zum Beispiel Kirsch- oder Zwetschgenwasser. Die Flasche drei bis vier Wochen stehen lassen. Die schmerzenden Stellen mit dieser Lösung einreiben.

☞ Wenn man gekühlten Q u a r k bei Venenentzündungen aufträgt, lindert das die Schmerzen und beugt einer Thrombose vor.

☞ S t ü t z s t r u m p f h o s e n sind nicht nur eine Hilfe, wenn Probleme mit den Venen bereits auftreten, sondern können auch als Vorbeugung eine große Hilfe sein, besonders, wenn ein „stehender Beruf" ausgeübt wird.

☞ Wer einen Beruf ausübt, bei dem viel im S t e h e n gearbeitet werden muß (zum Beispiel Frisiersalon oder im Verkauf), sollte regelmäßig während des Tages eine kurze Pause machen. In dieser kurzen Pause die Beine über die Höhe des Herzens erheben, damit die Erdanziehungskraft die Blutgeschwindigkeit zum Herzen erhöht.

☞ Die D u r c h b l u t u n g der Beine kann mit einer einfachen Maßnahme auch dann angeregt werden, wenn man gerade bei der Arbeit keine Pause machen kann. Einfach die Fußballen fest auf die Erde drücken, damit die Wadenmuskeln angespannt werden und dadurch mehr Blut transportiert wird.

Großmutters Ratschläge bei Wunden und Verletzungen

☞ *Zugsalbe* erzeugt man, indem man ein paar Brennesselblätter zerquetscht und diese mit etwas Salz vermischt. Dann auf die Wunde legen.

☞ *Kakteenstacheln* in den Händen entferne man mit *Tesafilm*. Stacheln damit überkleben und ruckartig abziehen. Die Stacheln bleiben am Tesafilm kleben.

☞ *Ein Holzsplitter* im Finger kann unangenehm schmerzhaft sein und zu Entzündungen führen, wenn er nicht entfernt wird. Dazu den Finger mit dem Splitter über ein Gefäß mit engem Auslaß, in das zuvor heißes Wasser gefüllt wurde, halten. Der heiße Dampf weicht die Haut auf, und der Splitter kann jetzt leicht herausgedrückt werden.

☞ *Bei Quetschungen, Blutergüssen und Ekzemen* empfiehlt die Großmutter das Auflegen von *Kräuterbrei-Umschlägen*.

☞ *Ein gequetschter Nagel* an Hand oder Fuß löst sich nicht ab, wenn er sofort in kaltes Wasser getaucht wird. Er wird dann auch nicht blau.

☞ *Ein Pflaster* mit etwas *Schweineschmalz* löst den Eiter bei eitrigen Wunden.

☞ *Ein Eiterherd* wird durch *Kamillendampfbäder* zum Aufgehen gebracht.

☞ Bei eitrigen Stellen mischt man feingehackte Zwiebel und gut durchgekautes Vollkornbrot und legt den Brei auf die wunden Stellen. Dann mit Binde oder Pflaster verbinden.

☞ Eitrige Stellen mit Kamillentee abwaschen. Von jungen Brennesseltrieben beziehungsweise -wurzeln wird ein Tee gekocht, mit dem man die eitrige Wunde möglichst warm badet.

☞ Bei vereitertem Finger- oder Zehennagelbett hilft folgendes Bad: Frische Milch vom Bauern heiß machen und die entzündete Stelle darin zehn Minuten baden. Nachher eine gut zerkaute Brotrinde auflegen (der Speichel hilft zusätzlich bei der Heilung).

☞ Das feine Häutchen zwischen einzelnen Zwiebelschichten stellt einen antiseptischen Verband dar. Man bedecke damit die Verletzung – Wunden, Schnitte, Verbrennungen – und lege darüber einen Gazeverband an.

☞ Kleine Narben verschwinden, wenn man sie mit Bimssteinseife abreibt.

☞ Wenn Sie sich einen Schnitt zugezogen haben, nehmen Sie reinen Baumwollstoff, tauchen ihn in kochendes Wasser und legen ihn auf die Wunde. Das Bluten hört sofort auf.

☞ *Bei stark blutenden Schnittverletzungen* lege man nach sorgfältiger Reinigung der Wunde ein in heißes, sauberes Wasser getauchtes Stück *Watte* auf die Verletzung, die Blutung wird sofort gestillt.

☞ *Offene, schlecht heilende Wunden* mit echtem, reinem *Bienenhonig* bestreichen. Die Wirkung ist erstaunlich.

☞ *Offene Wunden* behandelt man mit einer speziellen *Wundsalbe*, die man wie folgt selbst herstellt: Man schmilzt eine Tasse gutes Schweinefett, gibt eine Handvoll frische Gänseblümchen dazu, dämpft die Pflanzenbestandteile, wie man normalerweise Zwiebeln dämpft, seiht ab, drückt die Pflanzenrückstände gut aus und rührt die Salbe, bis sie gut fest wird. Dann verschlossen im Kühlschrank aufbewahren.

☞ *Ein Breiumschlag* mit Quark oder Kräutern wird folgendermaßen hergestellt: Die entsprechenden Kräuter werden mit kochendem Wasser überbrüht. Dann ziehen lassen, warten, bis sie hautwarm abgekühlt sind, in ein Tuch hüllen und auf die erkrankte Körperstelle legen. Die Packung mit einem wollenen Tuch abdecken. Die Packung so lange auf dem Körperteil liegen lassen, bis sie erkaltet ist. Wichtig: Bei Wunden und Entzündungen sollten nur kalte Umschläge aufgelegt werden.

☞ *Die Vitamine C, A und E* helfen bei Heilungsprozessen. Vitamin C geht direkt zu der Stelle einer Verletzung und unterstützt die Bildung neuer Haut zum Verheilen der Wunde. Vitamin A stimuliert die weißen Blutkörperchen, die Bakterien im Blut zerstören. Unterstützend bei Heilungsprozessen für Vitamin C wirkt das Vitamin E.

☞ Ringelblumen (Blüten), die mit Kornschnaps angesetzt wurden, sind ein bewährtes Mittel zur Wundauswaschung.

☞ Spitzwegerich ist ein altes Mittel zur Erhaltung der Gesundheit und für die Körperpflege. Den frisch gepreßten Saft der Blätter auf Wunden, Quetschungen oder Geschwüre auflegen. Als kosmetische Zubereitung hilft es bei Akne und unreiner Haut.

☞ Frische Waldmeisterblätter zerquetschen und auf schlecht heilende Wunden legen. Das fördert den Heilungsprozeß.

☞ Schürfwunden heilen schneller ab, wenn man sie mit Honig behandelt.

☞ Bei Schnittwunden und Verbrennungen wirkt Eiweiß als gutes Hausmittel, indem es sofort den Schmerz lindert und die Hautbildung anregt.

☞ Petersilie enthält ätherische Öle und viele Mineralstoffe. Auch die Wurzel ist reich an Wirkstoffen. Als Kompresse wirkt Petersilie entzündungshemmend und beruhigt gereizte Haut.

☞ *Bei Entzündungen* aller Art helfen Umschläge mit *Quark.*

☞ *Der gute alte* *Eisbeutel* *ist immer noch ein sehr brauchbares Hausmittel zum Eindämmen starker, örtlich begrenzter Entzündungen und als schmerzstillende, kühlende und blutstillende Auflage bei Blutergüssen und Quetschungen. Wichtig: Niemals offene Wunden mit Eisstückchen abreiben, da die Gefahr sehr groß ist, daß die Wunde infiziert wird.*

☞ *Johanniskrautöl* *hilft bei Entzündungen und kann auch bei Tieren angewendet werden. Die Blüten des Johanniskrauts werden in kaltgepreßtem Öl angesetzt und bleiben einige Zeit stehen, bevor sie durch ein Tuch abgegossen werden und das Öl verwendet werden kann.*

☞ *Käsepappeltee* *hat eine gute entzündungshemmende Wirkung.*

☞ *Häufige Entzündungen und Hautreizungen können durch einen Mangel an* *Vitamin* B_2 *(Riboflavin) ausgelöst werden. Abhilfe schafft Milch, die dieses Vitamin reichlich enthält.*

☞ *Bei Entzündungen und schlecht heilenden Wunden hilft geschlagener* *Wegerich* *oder frischer* *Grünkohl.*

☞ *Einen* *Umlauf* *am Finger mit Quarkumschlägen behandeln.*

☞ *Verletzungen der Schlagader müssen mit großer Umsicht behandelt werden. Bevor das verletzte Glied abgebunden wird, sollte man überlegen, ob nicht ein D r u c k v e r b a n d genügt, da dabei die übrigen Gefäße noch weiterhin mit Blut versorgt werden können. Beim Abbinden unbedingt die Uhrzeit merken und dem Arzt mitteilen. Einen Druckverband niemals selbst wieder öffnen, da angestaute Schlackenstoffe in den übrigen Körper dringen beziehungsweise Thrombosegefahr besteht. Eine Abbindung sollte stets die letzte Möglichkeit sein und nie länger als eineinhalb Stunden dauern.*

☞ *Die Verletzung einer S c h l a g a d e r bedeutet Lebensgefahr. Man erkennt es daran, daß hellrotes Blut stoßweise austritt. Man binde die Ader zwischen Wunde und Herz so ab, daß die Blutung gestillt wird. Sofort den Arzt aufsuchen.*

☞ *Eine B l u t v e r g i f t u n g zeigt sich an roten Streifen von der Wunde zu den nächsten Lymphdrüsen. Schnell den Arzt aufsuchen, da Lebensgefahr besteht.*

☞ *Bei F i n g e r e n t z ü n d u n g (Umlauf) den Finger wiederholt in heißes Salzwasser oder in heißen Kamillentee tauchen. Dazwischen einen Wickel mit heißen Heublumen machen.*

☞ *A a l b l u t, in eine offene Wunde gebracht, wirkt giftig.*

☞ Bei einer Blutvergiftung entsteht ein roter Strich auf der Haut, der in Richtung Herz wandert. Sofort den Notarzt oder Rettungswagen verständigen.

☞ Bei Verstauchungen und Prellungen lege man möglichst schnell Eis auf die Stelle. Bei empfindlicher Haut lege man zwischen Eis und Haut ein Tuch. Ist kein Eis zur Hand, lasse man 10 bis 15 Minuten lang kaltes Wasser über die Stelle laufen.

☞ Bei Verstauchungen und Verrenkungen ist das Gelenk ruhigzustellen. Kalte Umschläge mit essigsaurer Tonerde helfen.

☞ Ein verstauchtes Gelenk mit Olivenöl einreiben und Muskatnuß darüberstreuen. Das Gelenk mit einer Mullbinde einbinden.

☞ Wacholderbeeren, in Wein gekocht, wirken schleimlösend und führen Sand, Steine, Gries und Eiter aus dem Körper ab.

☞ Schöllkrauttee hat eine schmerzstillende, beruhigende und krampflösende Wirkung.

☞ Hat man einen Fremdkörper verschluckt, so esse man Sauerkraut oder Kartoffelbrei. Der Fremdkörper wird im Darm damit umhüllt.

☞ *Eine Pilzvergiftung* kündigt sich durch Brechreiz und Durchfall an. Man trinke lauwarmes Wasser, führe Erbrechen herbei und verständige sofort den Arzt.

☞ *Ein Brechmittel*, das schnell wirkt, besteht aus einem Teelöffel Salz und einem halben Teelöffel Senf. Beides in einer Tasse mit warmem Wasser verrühren und trinken.

☞ *Bei Verschlucken* nicht auf den Rücken klopfen, einfach die beiden Hände fassen und die Arme gestreckt nach oben führen, so daß diese senkrecht neben dem Kopf stehen. Das Übel verschwindet.

☞ *Versehentlich verschluckte Fremdkörper*, die im Hals stecken bleiben, sollten immer zu einem Arztbesuch führen. Als Soforthilfe eine große Portion *Kartoffelpüree* zubereiten und essen. Das Kartoffelpüree umhüllt den Fremdkörper, und er gleitet weiter. Anschließend sofort viel Sauerkraut essen.

☞ *Wenn verschluckte Gräten* Halsprobleme schaffen, können folgende alte Hausmittel angewendet werden: Schnell eine ganze Zitrone schälen, das Fruchtfleisch würfeln und essen. Die Zitronensäure weicht die Gräte auf. Beim Essen eines dick mit Butter bestrichenen Brotes gleitet die Gräte einfach mit

oder

einen Eßlöffel Essig schlucken und anschließend eine mit Butter bestrichene Scheibe Weißbrot essen.

☞ Bei Verbrennung im Mund einen Löffel Honig langsam im Mund zergehen lassen.

☞ Kleine Brandwunden mit Fett einreiben und rohe Kartoffelscheiben auflegen.

☞ Bei schweren Verbrennungen bestreicht man die Wunde mit rohem Eiweiß, das wirkt Wunder. Möglicherweise ist das sogar die einzige Rettung.

☞ Bei Verbrennungen durch heißes Fett oder bei einem Sonnenbrand bestreicht man die verbrannten Stellen mit Eiweiß und läßt sie trocknen. Das getrocknete Eiweiß nicht abwaschen, sondern warten, bis es abblättert.

☞ Wenn man sich verbrannt hat, mindestens eine Viertelstunde lang kaltes Wasser über die verbrannte Haut fließen lassen.

☞ Auf Brandwunden gibt man einen Brei aus Natron und Wasser, das verschafft schnell Linderung.

☞ Bei Brandwunden hilft braune Schmierseife.

☞ Honig kann bei leichten Verbrennungen und Sonnenbrand aufgetragen werden sowie bei Schürfwunden, Geschwüren und Furunkeln. Er bekämpft Bakterien und fördert die Wundheilung, gleichzeitig bildet er einen sterilen Schutzfilm und kühlt.

☞ *Bei Verbrennungen der Haut* lasse man sofort *eis- kaltes Wasser* mehrere Minuten lang über die ver- brannte Stelle laufen und mache danach einen Wickel mit *Johanniskrautöl* oder lege rohe *Kartoffelscheiben, Kohl- blätter* oder *Efeublätter* auf. Auch *Ringelblumensalbe* lei- stet gute Dienste.

☞ *Frostbeulen* verschwinden allmählich, wenn man sie täglich mit *Ochsengalle* einreibt.

☞ *Erfrorene Glieder* sind sehr empfindlich und brechen leicht. Die Glieder zuerst mit *Schnee* oder *kaltem Wasser* und dann mit warmen Tüchern abreiben. Erst dann den Patienten in einen warmen Raum bringen.

☞ *Erfrorene Füße oder Hände* werden jeden Abend mit *Zitronensaft* eingerieben, das hilft dauerhaft.

☞ *Erfrorene Glieder* kann man auch so behandeln: *Zwiebeln* werden mit den Schalen klein geschnitten und mit siedendem Wasser überbrüht. Damit werden die erfrorenen Glieder gewaschen.

☞ *Frostbeulen* verschwinden, wenn man eine Handvoll *Rottannenzweige* zehn Minuten lang in Wasser sie- det, in dem man nachher die betroffenen Glieder badet. Dies soll man einige Male in kurzen Abständen wiederho- len, und die Frostbeulen verschwinden für immer.

☞ *Frostbeulen* verschwinden, wenn man über Nacht die kranken Stellen mit *Hasenfett* bestreicht. Dies ist ein schnell helfendes, vorzügliches Mittel.

☞ *Frosteinwirkungen an Händen und Füßen werden durch Wechselbäder behoben.*

☞ *Eine wirkungsvolle Salbe gegen Froststellen stellt man wie folgt her: Man vermische 1,5 Gramm essigsaure Tonerde, 1,5 Gramm Perubalsam, 0,3 Gramm Kampfer, 20 Gramm wasserfreies Lanolin und 10 Gramm gelbe Vaseline.*

☞ *Nadelstiche sind mit einem Tropfen Jodtinktur zu behandeln.*

☞ *Bei inneren Blutungen ist der Körper ganz ruhig zu lagern und sofort der Arzt zu verständigen.*

☞ *Die Hausapotheke darf in keinem Haushalt fehlen und muß regelmäßig auf Vollständigkeit überprüft werden. Neben familienabhängigen besonderen Arzneien soll sie folgendes enthalten: Aspirin, Pyramidon, Natron, Baldriantropfen, Hoffmannstropfen, Rizinusöl, Kamillentee, Lindenblütentee, Pfefferminztee, Wund- und Brandgel, Jodtinktur, Borsalbe, Vaseline, Zinksalbe, Wundpuder, essigsaure Tonerde und Wasserstoffsuperoxyd. Außerdem Mullbinden, Brandbinden, Verbandgaze, Verbandwatte, Wundpflaster, Verbandschere, Pinzette, Sicherheitsnadeln und Fieberthermometer.*

☞ *Die Hausapotheke und Medikamente im allgemeinen dürfen nicht im Bad aufbewahrt werden, da die hohe Luftfeuchtigkeit den Arzneimitteln schadet.*

☞ *Medikamente* sind zu beschriften und mit einem *Verfallsdatum* zu versehen (in der Apotheke fragen). Verfallene Medikamente sind unbedingt zu entfernen, da sich ihre positive Wirkung ins Negative umkehren kann. Alte Medikamente nicht in die Mülltonne, sondern in die Apotheke zurücktragen, wo sie sachgemäß vernichtet werden, ohne die Umwelt zu schädigen. Die Hausapotheke ist immer verschlossen zu halten und vor dem Zugriff von Kindern zu sichern!

☞ *Alte Lederhandschuhe* geben noch *Fingerlinge* für verletzte Finger.

☞ *Giftige Pflanzen* sind in einem Haushalt mit Kindern zu vermeiden. Dazu gehören: Primel, Hyazinthe, Anemone, Tollkirsche, Hundspetersilie, Fingerhut, Wolfsmilch, Sumpfdotterblume, Goldregen und viele andere.

☞ Wenn *Kalk ins Auge* gerät, etwa beim Hausbau, soll man ihn mit Zuckerwasser auswaschen. Der Kalk geht mit dem Zucker eine chemische Verbindung ein, durch die die ätzende Wirkung aufgehoben wird.

☞ Bei einer *Ohnmacht* starken Essig riechen lassen und damit Schläfe, Gesicht, Hände und Füße einreiben.

☞ Bei *Bettnässen* kann man einen Tee aus Johanniskraut und Schafgarbe geben.

☞ Das Wasser der Wärmflasche hält sich länger warm, wenn man Salz oder Weinessig zusetzt.

☞ Für die Körperreinigung eines Kranken darf man nur lauwarmes Wasser verwenden.

☞ Getrocknete Apfelschalen ergeben einen sehr wohlschmeckenden, gesundheitsfördernden Tee.

☞ Ein Trank aus der Wurzel der Brombeere, in Wein und Wasser gesotten, wirkt gut gegen Katarrh und Steinleiden.

☞ Kräuterbäder empfehlen sich für vielseitige Anwendungen: Aus 250 Gramm bereitet man einen starken Tee und setzt diesen dem Badewasser zu. Kamille löst Krämpfe und hemmt Entzündungen. Rosmarin regt Herz und Kreislauf an und mildert Runzeln. Schafgarbe fördert den Kreislauf. Heublume hilft gegen schlaffe Haut und wirkt schmerzlindernd bei Rheumatismus. Pfefferminzkraut erfrischt. Salbei hilft bei großen Poren. Lavendel beruhigt die Nerven.

Stichwortverzeichnis

126